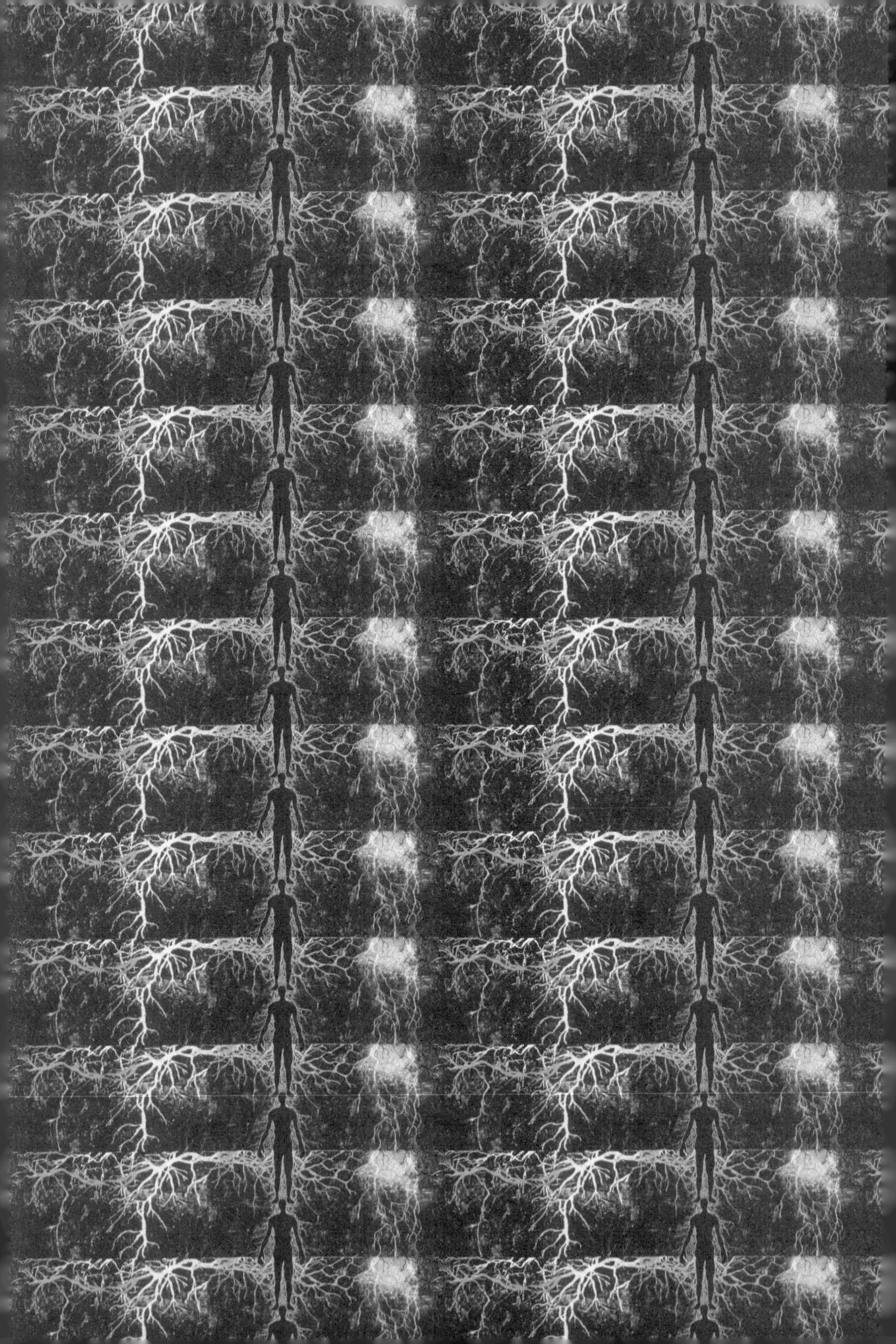

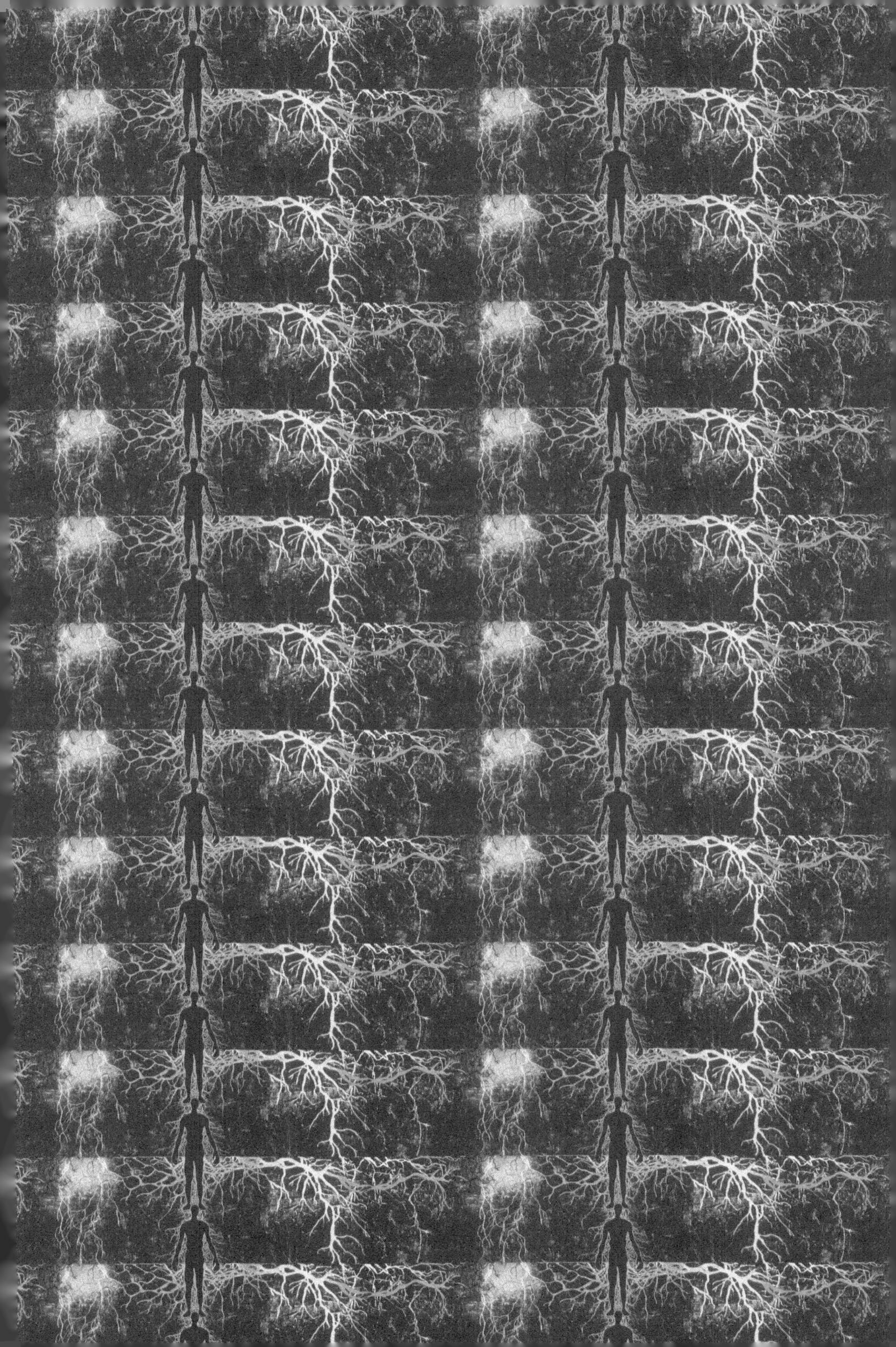

Impressum

Saage Media GmbH
c/o SpinLab – The HHL Accelerator
Spinnereistraße 7
04179 Leipzig, Germany
E-Mail: contact@SaageMedia.com
Web: www.SaageMedia.com
Commercial Register: Local Court Leipzig, HRB 42755 (Handelsregister: Amtsgericht Leipzig, HRB 42755)
Managing Director: Rico Saage (Geschäftsführer)
VAT ID Number: DE369527893 (USt-IdNr.)

Publisher: Saage Media GmbH

Veröffentlichung: 02.2025

Umschlagsgestaltung: Saage Media GmbH

ISBN-Softcover (de): 978-3-384-53393-7

ISBN-Ebook (de): 978-3-384-53394-4

Rechtliches / Hinweise

Die in diesem Buch enthaltenen Quellenverweise und Zitate wurden sorgfältig recherchiert und sinngemäß wiedergegeben. Die Interpretation und Darstellung der zitierten Inhalte spiegelt die Auffassung des Autors wider und muss nicht zwangsläufig mit der Intention oder Meinung der ursprünglichen Autoren übereinstimmen. Bei sinngemäßen Zitaten wurden die Kernaussagen der Originalquellen nach bestem Wissen und Gewissen in den Kontext dieses Werkes eingebettet, können jedoch durch die Übertragung und Vereinfachung von den ursprünglichen Formulierungen und Bedeutungsnuancen abweichen. Alle verwendeten Quellen sind im Literaturverzeichnis vollständig aufgeführt und können dort im Original nachgelesen werden. Die Verantwortung für die Interpretation und kontextuelle Einbettung der zitierten Inhalte liegt beim Autor dieses Buches. Bei wissenschaftlichen Fragestellungen und Detailinformationen wird empfohlen, die Originalquellen zu konsultieren. Der Autor hat sich bemüht, komplexe wissenschaftliche Sachverhalte allgemeinverständlich darzustellen. Dabei können Vereinfachungen und Verallgemeinerungen nicht ausgeschlossen werden. Für die fachliche Richtigkeit und Vollständigkeit der vereinfachten Darstellungen kann keine Gewähr übernommen werden. Die sinngemäße Wiedergabe von Zitaten und wissenschaftlichen Erkenntnissen erfolgt gewissenhaft unter Beachtung des Zitatrechts gemäß § 51 UrhG sowie aller relevanten urheberrechtlichen Bestimmungen anderer Länder. Bei der Vereinfachung, Übertragung und gegebenenfalls Übersetzung wissenschaftlicher Inhalte in eine allgemeinverständliche Sprache können Bedeutungsnuancen und fachliche Details verloren gehen. Der Autor erhebt keinen Anspruch auf die Rechte der zitierten Werke und respektiert sämtliche Urheberrechte der Originalautoren. Sollte eine unerlaubte Nutzung festgestellt werden, bittet der Autor um Mitteilung, um entsprechende Maßnahmen zu ergreifen. Für akademische Zwecke und bei der Verwendung als wissenschaftliche Referenz wird ausdrücklich empfohlen, auf die Originalquellen zurückzugreifen. Die vereinfachte Darstellung dient ausschließlich der populärwissenschaftlichen Information.

Die in diesem Buch enthaltenen Informationen zu Polyneuropathie, Nervenschmerzen und deren Behandlungsmöglichkeiten wurden sorgfältig recherchiert und nach bestem Wissen zusammengestellt. Dennoch können Fehler nicht vollständig ausgeschlossen werden. Die vorgestellten Therapieansätze, Ernährungsempfehlungen und Selbsthilfemaßnahmen bei Nervenschädigungen ersetzen nicht die individuelle Diagnose und Behandlung durch qualifizierte Ärzte, Therapeuten oder andere medizinische Fachkräfte. Vor der Anwendung der beschriebenen Maßnahmen sollte stets Rücksprache mit dem behandelnden Arzt gehalten werden. Bei akuten Beschwerden, Verschlechterung der Symptome oder Nebenwirkungen ist umgehend ein Arzt aufzusuchen. Die Umsetzung der Ratschläge erfolgt auf eigene Verantwortung. Eine Haftung für gesundheitliche Schäden, die aus der Anwendung der hier vorgestellten Informationen resultieren, ist ausgeschlossen. Medizinische Erkenntnisse und Therapieempfehlungen entwickeln sich ständig weiter. Alle Angaben entsprechen dem Wissensstand zum Zeitpunkt der Drucklegung. Die verwendeten Medikamentennamen und Markenbezeichnungen sind in der Regel markenrechtlich geschützt, auch wenn dies nicht gesondert gekennzeichnet ist. Aus dem Fehlen eines entsprechenden Hinweises kann nicht geschlossen werden, dass es sich um einen freien Warennamen handelt. Die wissenschaftlichen Quellen und Studien, auf denen die Informationen basieren, sind im Anhang aufgeführt.

Bendis Saage

Polyneuropathie und Nervenschmerzen: Der praktische Ratgeber für Betroffene

Ganzheitliche Therapie, optimale Ernährung und wirksame Selbsthilfe bei Nervenschädigung - Mit Expertenwissen zu Diagnostik und Alltagsbewältigung

96 Quellen
42 Diagramme
33 Bilder
7 Illustrationen

Liebe Leserinnen, liebe Leser,

von Herzen danken wir Ihnen, dass Sie sich für dieses Buch entschieden haben. Mit Ihrer Wahl haben Sie uns nicht nur Ihr Vertrauen geschenkt, sondern auch einen Teil Ihrer wertvollen Zeit. Das wissen wir sehr zu schätzen.

Polyneuropathie betrifft Millionen Menschen und kann den Alltag stark einschränken. Kribbeln, Taubheitsgefühle und brennende Schmerzen sind nur einige der belastenden Symptome dieser Nervenschädigung. Dieses Fachbuch bietet einen umfassenden Einblick in moderne Diagnose- und Therapiemöglichkeiten. Von der neurologischen Untersuchung über medikamentöse Behandlung bis hin zu bewährten Selbsthilfemaßnahmen werden alle relevanten Aspekte praxisnah beleuchtet. Betroffene und Angehörige erhalten konkrete Handlungsempfehlungen für die Alltagsbewältigung: gezielte Bewegungsübungen, nervenfreundliche Ernährung und effektive Schmerzmanagement-Strategien. Besonderes Augenmerk liegt auf der Integration ganzheitlicher Therapieansätze. Das Buch verbindet fundiertes medizinisches Fachwissen mit alltagstauglichen Lösungen und ermöglicht so einen selbstbestimmten Umgang mit der Erkrankung. Nehmen Sie Ihre Gesundheit in die Hand - mit wissenschaftlich fundierten und praxiserprobten Strategien zur Verbesserung Ihrer Lebensqualität.

Dieser Ratgeber bietet Ihnen verständlich aufbereitete und praxisnahe Informationen zu einem komplexen Thema. Dank selbst entwickelter digitaler Tools, die auch neuronale Netze nutzen, konnten wir umfangreiche Recherchen durchführen. Die Inhalte wurden optimal strukturiert und bis zur finalen Fassung ausgestaltet, um Ihnen einen fundierten und leicht zugänglichen Überblick zu ermöglichen. Das Ergebnis: Sie erhalten einen umfassenden Einblick und profitieren von klaren Erklärungen und anschaulichen Beispielen. Auch die visuelle Gestaltung wurde durch diese fortschrittliche Methode optimiert, damit Sie die Informationen schnell erfassen und nutzen können.

Wir bemühen uns um höchste Genauigkeit, sind aber für jeden Hinweis auf mögliche Fehler dankbar. Besuchen Sie unsere Website, um die aktuellsten Korrekturen und Ergänzungen zu diesem Buch zu finden. Diese werden auch in zukünftigen Auflagen berücksichtigt.

Wir hoffen, Sie haben viel Freude beim Lesen und entdecken Neues! Sollten Sie Anregungen, Kritik oder Fragen haben, freuen wir uns über Ihre Rückmeldung. Nur durch den aktiven Austausch mit Ihnen, den Lesern, können zukünftige Auflagen und Werke noch besser werden. Bleiben Sie neugierig!

Bendis Saage

Saage Media GmbH - Team

- www.SaageBooks.com/de
- support@saagemedia.com
- Spinnereistraße 7 - c/o SpinLab – The HHL Accelerator, 04179 Leipzig, Germany

Schnell zum Wissen

Für ein optimales Leseerlebnis möchten wir Sie mit den wichtigsten Merkmalen dieses Buches vertraut machen:

- **Modularer Aufbau:** Jedes Kapitel ist in sich abgeschlossen und kann unabhängig von den anderen gelesen werden.
- **Fundierte Recherche:** Alle Kapitel basieren auf gründlicher Recherche und sind mit wissenschaftlichen Quellenangaben belegt. Die in den Diagrammen dargestellten Daten dienen der besseren Visualisierung und beruhen auf Annahmen, nicht auf den in den Quellen angegebenen Daten. Eine umfassende Liste der Quellen und Bildnachweise befindet sich im Anhang.
- **Verständliche Terminologie:** Unterstrichene Fachbegriffe werden im Glossar erläutert.
- **Kapitelzusammenfassungen:** Am Ende jedes Kapitels finden Sie prägnante Zusammenfassungen, die Ihnen einen Überblick über die wichtigsten Punkte geben.
- **Konkrete Handlungsempfehlungen:** Jedes Subkapitel schließt mit einer Liste konkreter Ratschläge ab, die Ihnen helfen sollen, das Gelernte in die Praxis umzusetzen.

Zusätzliche Bonus-Materialien auf unserer Website

Auf unserer Website planen wir Ihnen folgende exklusive Materialien zur Verfügung zu stellen:

- Bonusinhalte und zusätzliche Kapitel
- Eine kompakte Gesamtzusammenfassung
- Eine Hörspiel Version. (In Planung)

Die Website befindet sich derzeit noch im Aufbau.

www.SaageBooks.com/de/polyneuropathie-bonus-BEEJ3OY

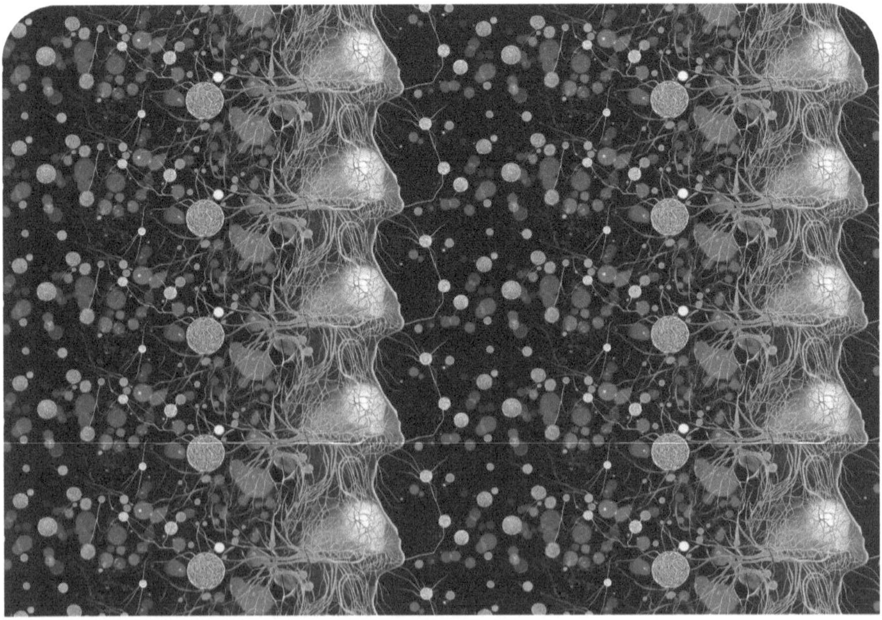

Inhaltsverzeichnis

- 2. Therapeutische Maßnahmen
  - 2. 1 Medikamentöse Behandlung
    - Schmerztherapeutische Grundlagen
    - Nervenschutzmedikamente
    - Begleitmedikation
  - 2. 2 Physikalische Therapie
    - Bewegungstherapie
    - Elektrotherapie
    - Wärmeanwendungen
  - 2. 3 Ergänzende Heilmethoden
    - Akupunktur
    - Naturheilkundliche Ansätze

- 4. Alltagsbewältigung
    - 4. 1 Häusliche Anpassungen
        - Wohnraumgestaltung
        - Hilfsmittelauswahl
        - Sturzprophylaxe
    - 4. 2 Berufliche Integration
        - Arbeitsplatzgestaltung
        - Belastungssteuerung
        - Tätigkeitsanpassung
    - 4. 3 Soziale Teilhabe
        - Freizeitgestaltung
        - Mobilitätserhalt
        - Beziehungsgestaltung

1. Diagnostik und Krankheitsbild

Kribbeln in den Füßen, taubes Gefühl in den Händen - wann werden aus harmlosen Beschwerden erste Anzeichen einer ernsthaften Erkrankung? Der Weg zur richtigen Diagnose gleicht oft einem Puzzle, bei dem verschiedene Symptome und Untersuchungsergebnisse zusammengefügt werden müssen. Moderne Diagnoseverfahren ermöglichen heute einen detaillierten Blick auf das komplexe Nervensystem und seine Funktionen. Die Herausforderung besteht darin, aus der Vielzahl möglicher Ursachen die richtige zu identifizieren. In diesem Kapitel erfahren Sie, welche Warnsignale Sie ernst nehmen sollten und wie Fachärzte der Diagnose systematisch auf die Spur kommen.

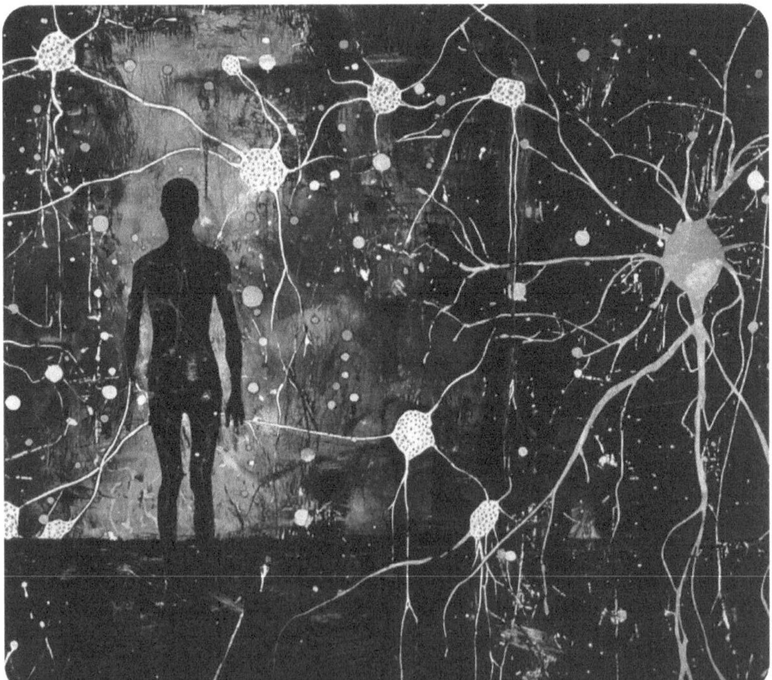

1. 1 Körperliche Anzeichen

Körperliche Anzeichen einer Polyneuropathie sind vielfältig und reichen von subtilen Missempfindungen bis zu starken Schmerzen, Bewegungsstörungen und Muskelschwäche. Das Erkennen dieser Symptome ist entscheidend, da sie sowohl die Diagnose als auch den Therapieverlauf beeinflussen. Die Schmerzcharakteristik, Sensibilitätsstörungen und Bewegungseinschränkungen geben wichtige Hinweise auf die betroffenen Nervenfasern und das Ausmaß der Schädigung. Taubheitsgefühle, Kribbeln oder brennende Schmerzen, oft im Strumpf-Handschuh-Muster, können erste Anzeichen sein. Hinzu kommen Schwierigkeiten bei der Koordination von Bewegungen, Gangunsicherheit und Muskelschwäche, die alltägliche Aktivitäten erschweren. Die Art des Schmerzes – stechend, brennend oder dumpf – liefert weitere Hinweise für die Diagnose. Dieses Kapitel hilft Ihnen, die verschiedenen körperlichen Anzeichen einzuordnen und zu verstehen, welche Bedeutung sie für Ihre individuelle Situation haben. Lesen Sie weiter, um mehr über die spezifischen Symptome und ihre möglichen Ursachen zu erfahren.

Die Art und Weise, wie sich Schmerzen bei Polyneuropathie äußern (z.B. brennend, stechend, dumpf), verbunden mit ihrer Lokalisation und ihrem zeitlichen Verlauf (z.B. nachts schlimmer, schubweise), gibt wichtige Hinweise auf die betroffenen Nervenfasern (klein oder groß) und hilft so bei der Diagnose und der Wahl der richtigen Therapie.

Sensibilitätsstörungen erkennen

Sensibilitätsstörungen äußern sich vielfältig und reichen von subtilen Missempfindungen bis hin zu starken Schmerzen. Kribbeln, Taubheitsgefühle oder ein Brennen, oft beschrieben als "Nadeln und Stiche" oder elektrisierend, treten häufig in den betroffenen Gliedmaßen auf und folgen dabei meist einem charakteristischen Strumpf-Handschuh-Muster, beginnend an den Füßen und Händen und sich nach oben ausbreitend. [s1] So kann ein Patient beispielsweise das Gefühl haben, einen Kieselstein im Schuh zu haben, obwohl keiner vorhanden ist. [s2] Auch ein Kältegefühl oder stechende Schmerzen sind möglich. [s2] Im weiteren Verlauf können sich die Beschwerden verstärken und zu anhaltenden, brennenden Schmerzen führen, deren Intensität im Tagesverlauf schwankt. [s2] Nächtliche Verschlimmerung der Symptome ist häufig. [s3] [s2] [s4] Bei einigen Patienten treten auch kurze, aber intensive, elektrisierende Schmerzattacken auf. [s2]

Die Art der Sensibilitätsstörung gibt Hinweise auf die betroffenen Nervenfasern. Während ein vermindertes Schmerz- und Temperaturempfinden eher auf eine Schädigung der kleinen Nervenfasern hindeutet, deuten Schwierigkeiten, Vibrationen oder die eigene Körperposition (Propriozeption) wahrzunehmen, auf eine Beeinträchtigung der großen Nervenfasern hin. [s3] [s5] Allodynie, also Schmerzen durch normalerweise nicht schmerzhafte Reize wie die Berührung von Bettwäsche und Hyperalgesie, eine gesteigerte Schmerzempfindlichkeit, sind weitere mögliche Anzeichen. [s2] Im fortgeschrittenen Stadium können dauerhafte Sensibilitätsverluste, Muskelschwäche und Koordinationsstörungen auftreten. [s4] Eine gründliche neurologische Untersuchung, die Muskelkraft, Reflexe und verschiedene Sensibilitätstests (z.B. mit dem Semmes-Weinstein-Monofilament) umfasst, ist daher unerlässlich, um das Ausmaß der Nervenschädigung zu beurteilen und die Ursache der Neuropathie zu ermitteln. [s3] [s6] So können durch Anamnese und gezielte Tests, wie den Phalen- oder Tinel-Test beim Karpaltunnelsyndrom, wichtige

Informationen gewonnen werden. [s4] Zusätzlich können neurophysiologische Untersuchungen und Hautbiopsien die Diagnose absichern. [s1] Wichtig ist, frühzeitig auf Sensibilitätsstörungen zu achten, um schwerwiegenden Folgen wie neuropathischen Fußgeschwüren vorzubeugen. [s3]

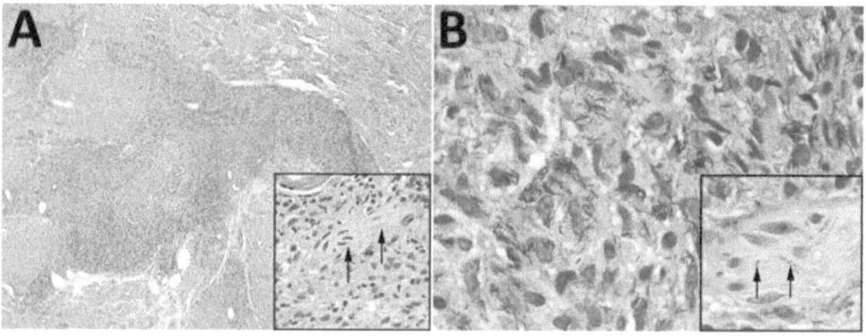

Hautbiopsie [i1]

Propriozeption

Propriozeption ist die Fähigkeit, die Position und Bewegung des eigenen Körpers im Raum wahrzunehmen. Bei Polyneuropathie kann diese Fähigkeit beeinträchtigt sein, was zu Koordinationsstörungen und einem erhöhten Sturzrisiko führt.

Semmes-Weinstein-Monofilament

Das Semmes-Weinstein-Monofilament ist ein diagnostisches Instrument zur Beurteilung der Sensibilität der Haut. Es besteht aus Nylonfäden unterschiedlicher Dicke, die auf die Haut gedrückt werden, um die Berührungsempfindlichkeit zu messen.

Sensibilitätsstörungen

Sensibilitätsstörungen bei Polyneuropathie können sich als veränderte Wahrnehmung von Temperatur, Druck oder Berührung äußern. Betroffene berichten oft von einem Gefühl, als würden sie auf Watte laufen oder Handschuhe tragen, obwohl dies nicht der Fall ist.

Strumpf-Handschuh-Muster

Das Strumpf-Handschuh-Muster beschreibt die typische Verteilung von Sensibilitätsstörungen bei Polyneuropathie. Die Symptome beginnen in den Füßen und Händen und breiten sich allmählich nach oben aus, ähnlich wie ein Strumpf oder Handschuh.

Hypothetischer Verlauf von Sensibilitätsstörungen

Illustrativer Verlauf der Symptome von Sensibilitätsstörungen im Zeitverlauf.

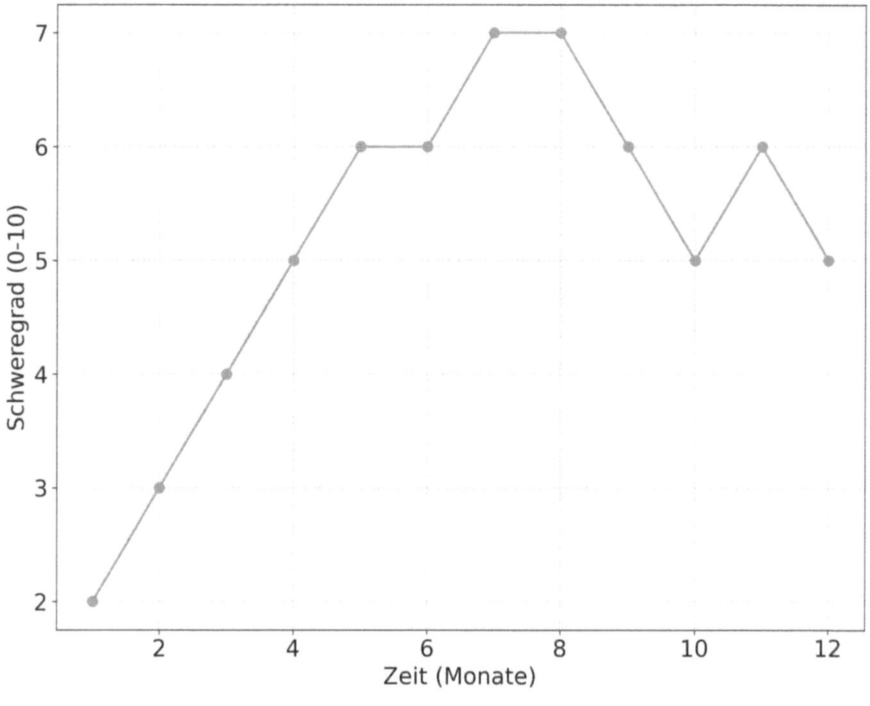

Diese Grafik zeigt einen möglichen Verlauf von Sensibilitätsstörungen mit einem anfänglichen allmählichen Anstieg, gefolgt von einer Phase des Plateaus und einer möglichen Verbesserung. Beachten Sie die Schwankungen, die die Unvorhersehbarkeit dieser Symptome hervorheben. Diese Visualisierung stellt ein mögliches Szenario dar und die individuellen Erfahrungen können erheblich variieren.

Bewegungseinschränkungen verstehen

Bewegungseinschränkungen bei Polyneuropathie entstehen durch das komplexe Zusammenspiel verschiedener neurologischer Defizite. Ein wichtiger Faktor sind sensorische Neuropathien, die zu Gefühlsverlust in den Extremitäten führen und so die Bewegungskoordination beeinträchtigen [s7]. Dies kann sich in Ataxie, also Störungen der Bewegungsabläufe, äußern, die durch eine gestörte Informationsübermittlung von den Gliedmaßen zum Gehirn verursacht werden [s7]. So können alltägliche Bewegungen, wie Gehen oder Greifen, unsicher und ungenau werden. Hinzu kommt, dass Taubheitsgefühle, besonders in den Füßen, die Wahrnehmung der Körperposition im Raum erschweren und so das Sturzrisiko erhöhen [s7]. Diese sensorischen Beeinträchtigungen zeigen sich oft nicht-längenabhängig und multifokal, das heißt, sie betreffen nicht nur einzelne Nervenbahnen, sondern treten an verschiedenen Stellen des Körpers auf [s7]. Neben den sensorischen Ausfällen tragen auch motorische Störungen maßgeblich zu den Bewegungseinschränkungen bei. Eine symmetrische, motorisch dominierte Schwäche, besonders in den Beinen, erschwert alltägliche Aktivitäten wie Treppensteigen oder das Aufstehen von einem Stuhl [s8]. Die Patienten erleben Schwierigkeiten beim Heben von Gegenständen und leiden unter Gangunsicherheiten, die zu häufigen Stürzen führen können [s8]. Feinmotorische Tätigkeiten, die präzise Bewegungen erfordern, sind ebenfalls oft beeinträchtigt [s8]. Diese motorischen Probleme verstärken sich meist schleichend über Monate, wobei ein Teil der Betroffenen einen kontinuierlich fortschreitenden Verlauf erlebt [s8]. Ein typisches Beispiel für eine motorische Beeinträchtigung ist die Fußheberschwäche, die zu einem unsicheren Gangbild und Stürzen führen kann [s9]. Betroffene können den Vorfuß nicht richtig anheben, was als Fußheberschwäche oder Fallfuß bezeichnet wird und auf eine Schwäche der dafür zuständigen Muskeln (Dorsalflexoren) hindeutet [s9]. Durch die fehlende Kraft in den Dorsalflexoren schleift der Fuß beim Gehen über den Boden, was als

„Toe Drag“ bezeichnet wird. Dieser Umstand erhöht die Stolpergefahr zusätzlich. Die Fußheberschwäche kann mit oder ohne Schmerzen auftreten [s9]. Die Auswirkungen der Polyneuropathie auf die Muskulatur beschränken sich nicht nur auf Kraftverlust. Auch die Beweglichkeit der Gelenke ist häufig eingeschränkt, was die Bewegungsmöglichkeiten zusätzlich reduziert [s10]. So können sich Gelenkkontrakturen entwickeln und die Mobilität weiter einschränken. Trotz dieser Beeinträchtigungen gelten gewichttragende Aktivitäten heute nicht mehr generell als kontraindiziert, solange keine schweren Fußdeformitäten vorliegen [s10]. Gezieltes Krafttraining unter kontrollierter Belastung kann sogar positive Anpassungen im Bewegungsapparat fördern und die Funktion verbessern [s10]. Entscheidend ist dabei, die Übungen an den individuellen Leistungsstand anzupassen und Überlastungen zu vermeiden. Eine physiotherapeutische Begleitung ist daher empfehlenswert. Ein weiterer Aspekt, der die Bewegungseinschränkungen beeinflusst, ist die gestörte propriozeption, also die Wahrnehmung der eigenen Körperposition im Raum. Diese Beeinträchtigung resultiert aus einer Schädigung der großen Nervenfasern und führt zu Schwierigkeiten, die Position der Gliedmaßen im Raum korrekt einzuschätzen [s8]. Die Patienten fühlen sich unsicher beim Stehen und Gehen, was das Sturzrisiko weiter erhöht. Die Kombination aus sensorischen und motorischen Defiziten sowie die gestörte Propriozeption führt zu einem komplexen Bewegungsproblem, das die Lebensqualität der Betroffenen erheblich einschränkt. Eine frühzeitige Diagnose und eine individuell angepasste Therapie, bestehend aus Physiotherapie, Ergotherapie und medikamentöser Behandlung, sind daher entscheidend, um die Beweglichkeit zu erhalten und die Selbstständigkeit im Alltag so lange wie möglich zu gewährleisten.

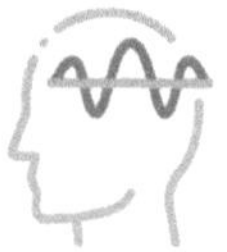

Gelenkkontrakturen

Gelenkkontrakturen sind dauerhafte Verkürzungen von Muskeln oder Sehnen, die zu Bewegungseinschränkungen im Gelenk führen. Bei Polyneuropathie können sie durch Bewegungsmangel und Muskelschwäche entstehen.

Motorische Neuropathie

Eine motorische Neuropathie betrifft die Nerven, die die Muskeln steuern. Sie führt zu Muskelschwäche, Krämpfen und Schwierigkeiten bei der Bewegungskontrolle. Bei Polyneuropathie kann die motorische Neuropathie symmetrisch oder asymmetrisch auftreten und verschiedene Muskelgruppen betreffen.

Nicht-längenabhängig

Nicht-längenabhängig bedeutet, dass die Nervenschädigung nicht von der Länge der Nervenfasern abhängt. Bei Polyneuropathie sind also nicht nur die längsten Nervenfasern betroffen, sondern auch kürzere, was zu Symptomen in verschiedenen Körperregionen führen kann.

Sensorische Neuropathie

Sensorische Neuropathie betrifft die Nerven, die für die Wahrnehmung von Empfindungen wie Berührung, Temperatur und Schmerz zuständig sind. Bei Polyneuropathie kann die sensorische Neuropathie zu Taubheitsgefühlen, Kribbeln, Brennen oder Schmerzen in den betroffenen Körperregionen führen.

Bewegungseinschränkungen

Schweregrad der Bewegungseinschränkungen aufgrund von Neuropathie.

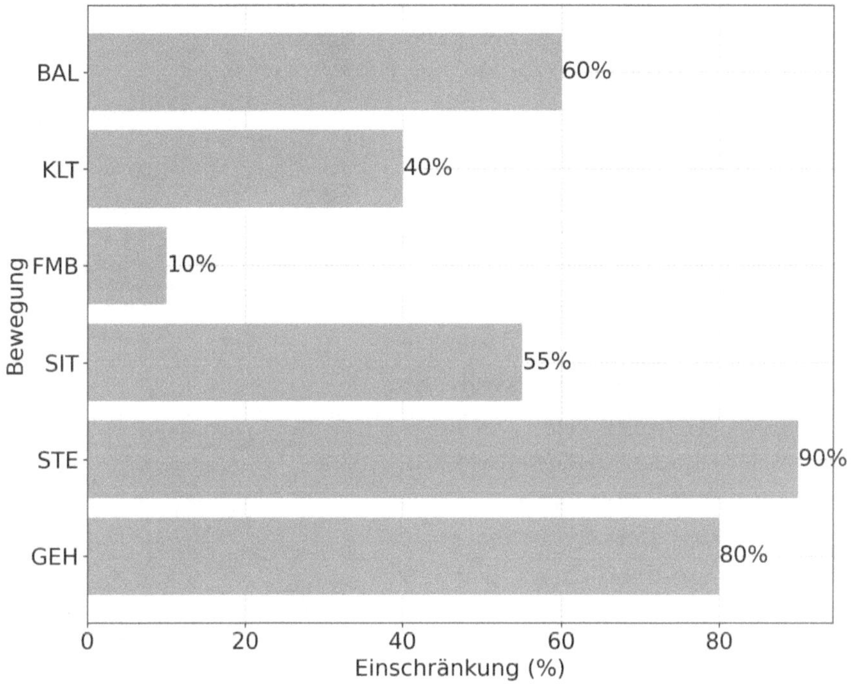

BAL: Gleichgewicht
FMB: Feinmotorik
GEH: Gehen
KLT: Klettern/Treppensteigen
SIT: Sitzen
STE: Stehen

Das Diagramm zeigt die unterschiedlichen Einschränkungen bei verschiedenen Bewegungsarten. Gehen und Feinmotorik scheinen mäßig beeinträchtigt zu sein, während Gleichgewicht und komplexere Bewegungen wie Treppensteigen stärkeren Einschränkungen unterliegen. Einfache Aufgaben wie Sitzen sind am wenigsten betroffen.

Schmerzcharakteristik einordnen

Die Charakterisierung des Schmerzes bei Polyneuropathie ist vielfältig und hilft, die zugrunde liegenden Mechanismen und betroffenen Nervenfasern besser zu verstehen. Patienten beschreiben ihre Schmerzen unterschiedlich: Manche empfinden ihn als oberflächlich, brennend oder kribbelnd, ähnlich einem Sonnenbrand. Andere wiederum lokalisieren den Schmerz tiefer im Gewebe, dumpf und drückend. Ein stechender, elektrisierender Schmerz, der in blitzartigen Attacken auftritt, kann ebenfalls vorkommen. Nicht selten berichten Betroffene von einem schweren, unaufhörlichen Schmerz, der sich nachts verstärkt und den Schlaf raubt [s11]. Diese nächtliche Verschlimmerung kann auf eine gestörte Schmerzverarbeitung im zentralen Nervensystem hindeuten. Die Schmerzintensität kann im Tagesverlauf schwanken und durch verschiedene Faktoren, wie Kälte, Stress oder Bewegung, beeinflusst werden. Die genaue Beschreibung des Schmerzes durch den Patienten – etwa in Bezug auf Lokalisation, Qualität, Intensität und zeitlichen Verlauf – ist daher für die Diagnosestellung und Therapieplanung von großer Bedeutung. So kann ein brennender Schmerz in Verbindung mit trockener, rissiger Haut auf eine Schädigung der kleinen, autonomen Nervenfasern hindeuten [s11]. Dagegen können Fußdeformitäten,

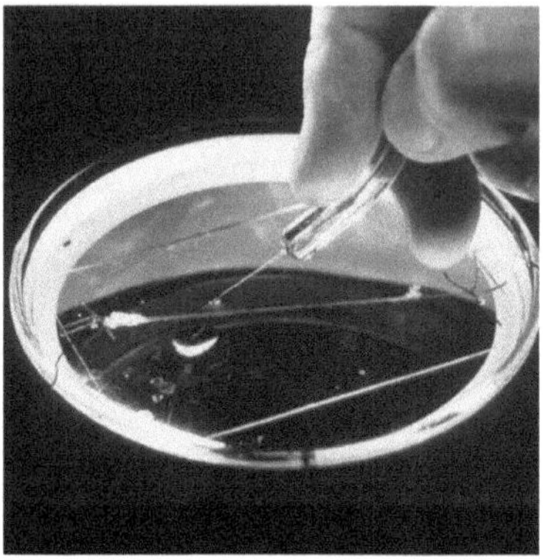

Nervenfaser [i2]

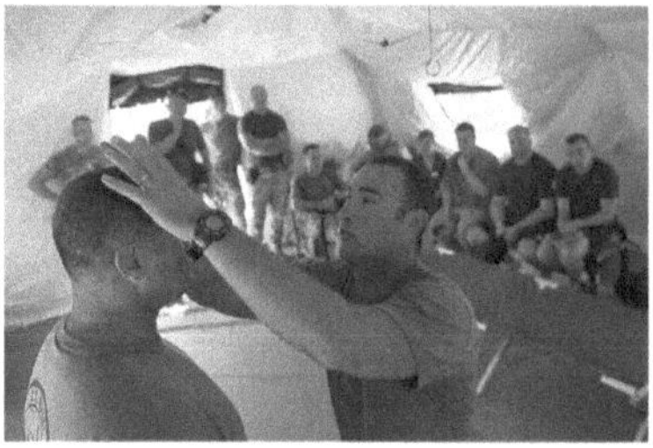

Neurologische Untersuchung [i3]

begleitet von einem tiefen, dumpfen Schmerz, auf eine Beteiligung der großen, motorischen Nervenfasern hinweisen [s11].

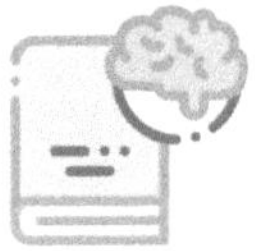

Die Unterscheidung zwischen Schädigungen der kleinen und großen Nervenfasern ist wichtig, da sie unterschiedliche Behandlungsansätze erfordern kann. Eine gezielte neurologische Untersuchung, die verschiedene Sensibilitätstests, wie Temperatur- oder Nadelstichtests für kleine Nervenfasern und Vibrationstests für große Nervenfasern, umfasst, ist daher unerlässlich [s11]. Durch die Kombination der Schmerzbeschreibung des Patienten mit den Ergebnissen der neurologischen Untersuchung kann der Arzt die Schmerzcharakteristik präzise einordnen und eine individuelle Therapie empfehlen.

Gut zu wissen

Motorische Nervenfasern

Motorische Nervenfasern leiten Signale vom zentralen Nervensystem an die Muskeln und ermöglichen so Bewegung. Schäden an diesen Fasern können zu Muskelschwäche, Krämpfen und Fußdeformitäten führen, die bei Polyneuropathie beobachtet werden.

Neurologische Untersuchung

Eine neurologische Untersuchung dient der Beurteilung der Funktion des Nervensystems. Bei Verdacht auf Polyneuropathie umfasst sie Tests zur Überprüfung von Reflexen, Muskelkraft, Sensibilität und Koordination. Diese Tests helfen, das Ausmaß und die Art der Nervenschädigung zu bestimmen.

Sensibilitätstests

Sensibilitätstests prüfen die Fähigkeit, verschiedene Reize wie Berührung, Temperatur oder Schmerz wahrzunehmen. Bei Polyneuropathie können diese Tests verminderte oder veränderte Empfindungen in den betroffenen Körperregionen aufzeigen, wie z.B. Taubheitsgefühle, Kribbeln oder Brennen.

Zentrales Nervensystem

Das zentrale Nervensystem besteht aus Gehirn und Rückenmark und spielt eine entscheidende Rolle bei der Verarbeitung und Weiterleitung von Nervenimpulsen. Bei Polyneuropathie kann die gestörte Schmerzverarbeitung im zentralen Nervensystem zu einer nächtlichen Verschlimmerung der Schmerzen führen.

Schmerzcharakteristika bei Polyneuropathie

Häufige Schmerzbeschreibungen

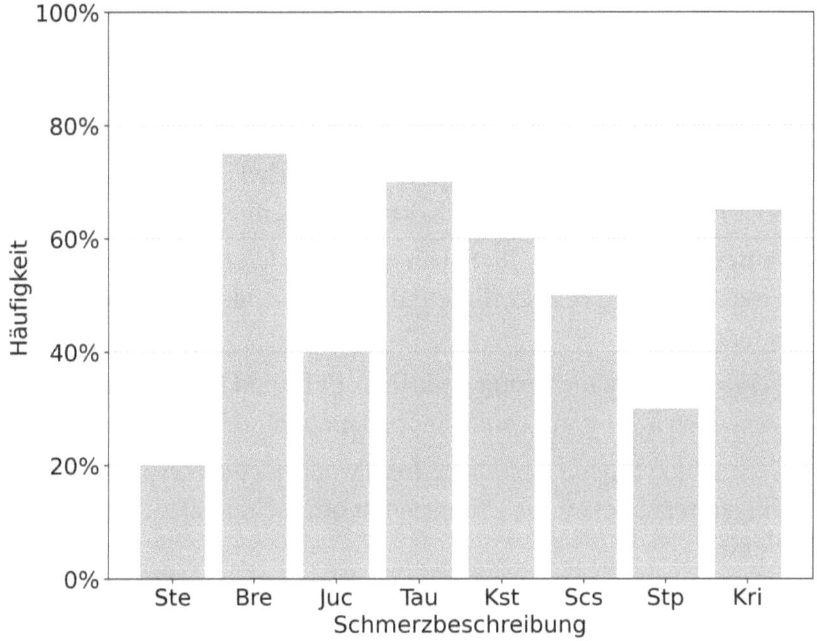

Bre: Brennen

Juc: Juckreiz

Kri: Kribbeln

Kst: Kribbeln / Stechen

Scs: Schießender Schmerz

Ste: Stechend

Stp: Stechender/Stechender Schmerz

Tau: Taubheitsgefühl

Brennen, Kribbeln und Taubheitsgefühle sind häufig berichtete Empfindungen bei Polyneuropathie, welche die nervenbezogene Natur des Schmerzes unterstreichen. Obwohl stechende, stechende Schmerzen weniger häufig sind, kann ihr Vorhandensein auf unterschiedliche zugrunde liegende Mechanismen oder Begleiterkrankungen hinweisen. Die geringere Prävalenz von stechenden Schmerzen deutet darauf hin, dass sie weniger charakteristisch für typische neuropathische Schmerzen sind. Die Variation der Intensität unterstreicht die individuelle Natur des Schmerzerlebens bei Polyneuropathie.

Konkrete Ratschläge

- Führen Sie ein detailliertes Schmerztagebuch, in dem Sie neben der Schmerzintensität auch Begleitsymptome wie Temperaturveränderungen oder Hautrötungen festhalten.
- Achten Sie auf Veränderungen Ihrer Körperwahrnehmung, beispielsweise beim Treppensteigen oder beim Zuknöpfen von Kleidung.
- Dokumentieren Sie die Ausbreitung möglicher Taubheitsgefühle oder Kribbelns anhand einer Körperzeichnung.
- Prüfen Sie regelmäßig Ihre Haut auf Veränderungen wie Trockenheit, Risse oder Blasenbildung, besonders an Füßen und Händen.
- Vergleichen Sie die Temperatur Ihrer Füße und Hände, indem Sie diese gleichzeitig mit dem Handrücken berühren.
- Beobachten Sie, ob alltägliche Berührungen, wie beispielsweise das Tragen von Socken, als unangenehm oder schmerzhaft empfunden werden.
- Testen Sie Ihre Balance, indem Sie abwechselnd auf einem Bein stehen – zunächst mit offenen, dann mit geschlossenen Augen.
- Konzentrieren Sie sich auf die Wahrnehmung Ihrer Gelenke in Ruhe und Bewegung und notieren Sie etwaige Einschränkungen.
- Verfolgen Sie die Entwicklung Ihrer Symptome über einen längeren Zeitraum, um Muster und Veränderungen zu erkennen.
- Sprechen Sie mit Ihrem Arzt über Ihre Beobachtungen und bringen Sie Ihr Schmerztagebuch sowie Ihre Körperzeichnungen mit.
- Scheuen Sie sich nicht, detailliert über Ihre Beschwerden zu berichten, auch wenn diese Ihnen zunächst unbedeutend erscheinen.

1. 2 Untersuchungsmethoden

Die Diagnose einer Polyneuropathie erfordert verschiedene Untersuchungsmethoden, um die Ursache zu finden und die Art der Nervenschädigung zu bestimmen. Von der ausführlichen Anamnese über die klinisch-neurologische Untersuchung bis hin zu spezialisierten Verfahren wie Nervenleitstudien und Laboranalysen – jede Methode liefert wichtige Informationen. Diese helfen, die individuellen Beschwerden zu verstehen und zwischen verschiedenen Formen der Polyneuropathie zu unterscheiden. Die Wahl der geeigneten Untersuchungsmethoden hängt von den individuellen Symptomen und dem Krankheitsverlauf ab. Manchmal sind einfache Tests ausreichend, in anderen Fällen sind komplexere Verfahren notwendig, um die Diagnose zu sichern. Die richtige Diagnostik ist der Schlüssel zur optimalen Therapie. Lesen Sie weiter, um mehr über die einzelnen Untersuchungsmethoden zu erfahren und wie sie Ihnen helfen können.

Eine Kombination verschiedener Untersuchungsmethoden, von der klinischen Untersuchung über Nervenleitstudien und Labordiagnostik bis hin zur Hautbiopsie, ist entscheidend für eine umfassende Beurteilung des Nervensystems und die Diagnose von Polyneuropathien.

Neurologische Basisuntersuchung

Die neurologische Basisuntersuchung bei Verdacht auf Polyneuropathie beginnt mit einer ausführlichen Anamnese und der Erhebung der Krankengeschichte. Dabei sind die Art der Beschwerden, deren Lokalisation und Verlauf entscheidend. [s12] Anschließend folgt die klinisch-neurologische Untersuchung. Diese konzentriert sich auf die Überprüfung von Muskelkraft, Reflexen und Sensibilität. [s12] Die Sensibilitätsprüfung umfasst die Wahrnehmung von leichter Berührung, Vibration und der Lage des eigenen Körpers im Raum (propriozeption). [s12] Ein einfacher Test für die Druckempfindlichkeit verwendet etwa ein 10-g-Monofilament. Kann der Patient den Druck des Monofilaments nicht wahrnehmen, deutet dies auf ein erhöhtes Risiko für die Entwicklung von Geschwüren hin. [s12] Zur Überprüfung der Vibrationsempfindung kann eine Stimmgabel eingesetzt werden. Studien zeigen, dass die Stimmgabel eine gute Reproduzierbarkeit aufweist und im Vergleich zu anderen Instrumenten wie dem Biothesiometer eine höhere diagnostische Leistung bietet, insbesondere hinsichtlich der Sensitivität. [s13] Die Untersuchung kleiner Nervenfasern erfolgt durch Temperatur- oder Schmerztests, etwa mit einer Nadel. [s12] Diese Tests helfen, die Art der Nervenfaserbeteiligung zu differenzieren, da große und kleine Nervenfasern unterschiedlich auf Schädigungen reagieren. [s14] Zusätzlich zu den Standardtests kann in bestimmten Fällen eine genauere Beurteilung der Sensibilität mittels quantitativer sensorischer Tests (QST) erfolgen. [s15] Diese standardisierten Tests erfassen sowohl die Funktion kleiner als auch großer

Nervenfasern und bieten eine höhere Sensitivität und Spezifität. [s15] Liegen komplexe Fälle vor, bei denen die typischen Symptome fehlen oder viele Begleiterkrankungen bestehen, können weiterführende Untersuchungen wie Nervenleitstudien oder Hautbiopsien notwendig werden. [s16] Nervenleitstudien gelten als Goldstandard zur Beurteilung der Funktion großer Nervenfasern, während Hautbiopsien Informationen über die kleinen Nervenfasern liefern. [s16] Die konfokale Mikroskopie, eine nicht-invasive Technik, ermöglicht die Beurteilung der Nervenfasermorphologie und kann frühe Veränderungen bei Polyneuropathie aufzeigen. [s15] Hochfrequente Ultraschalluntersuchungen können ebenfalls zur Beurteilung der Nerven eingesetzt werden, indem sie deren Größe und Echogenität messen. [s15] So lassen sich auch subklinische Nervenbeteiligungen erkennen. [s15] Die Kombination verschiedener Untersuchungsmethoden ermöglicht eine umfassende Beurteilung des Nervensystems und trägt zur Diagnose und Verlaufskontrolle von Polyneuropathien bei.

Neurologische Untersuchungsbefunde

Zusammenhang zwischen Symptomschwere und neurologischen Befunden bei Polyneuropathie.

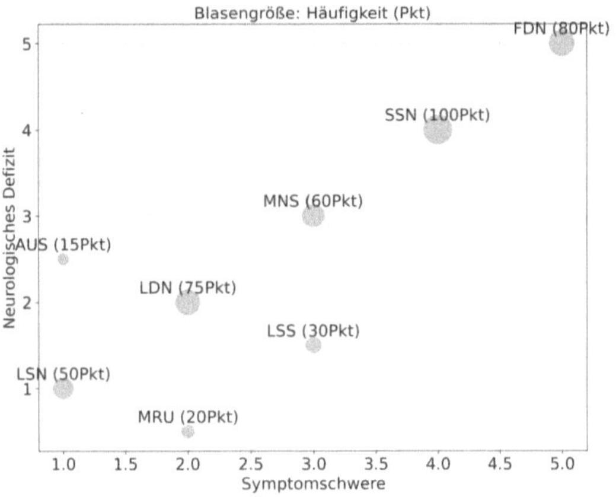

Blasengröße: Häufigkeit (Pkt)

AUS: Atypischer Sensibilitätsverlust	FDN: Fortgeschrittene distale Neuropathie
LDN: Leichte distale Neuropathie	LSN: Leichte sensorische Neuropathie
LSS: Leichte Schmerzsymptome	MNS: Motorische Nervenschwäche
MRU: Minimale Reflexunterdrückung	SSN: Schwere sensorische Neuropathie

Das Diagramm zeigt einen allgemeinen Trend zunehmender neurologischer Defizite mit zunehmender Symptomschwere. Patienten mit leichten Symptomen weisen oft minimale oder subtile Befunde auf, während Patienten mit schweren Symptomen tendenziell ausgeprägtere und weiter verbreitete neurologische Defizite aufweisen. Es gibt jedoch auch eine beträchtliche Variabilität, was darauf hindeutet, dass die Beziehung zwischen Symptomen und Befunden nicht immer einfach ist. Einige Patienten mit schweren Symptomen können relativ geringe neurologische Defizite haben, was auf den möglichen Einfluss individueller Faktoren wie Schmerztoleranz, psychologische Faktoren oder die spezifische Art der Neuropathie hindeutet. Umgekehrt können einige Patienten mit leichten Symptomen deutlichere Befunde aufweisen, was auf eine frühzeitige Krankheitserkennung oder einen aggressiveren Subtyp der Neuropathie hindeuten könnte.

Elektroneurographie

Elektroneurographie (ENG), auch bekannt als Nervenleitstudie (NLG), misst die Geschwindigkeit und Stärke der Nervenimpulse in Ihren peripheren Nerven. Sie liefert objektive, messbare Daten über den physiologischen Zustand eines Nervs und gilt als Goldstandard zur Diagnose bestimmter Syndrome. [s17] Bei motorischen NLGs wird die distale Latenz, also die Zeit, die ein Nervenimpuls benötigt, um vom Stimulationspunkt zum Muskel zu gelangen, ermittelt. Eine verlängerte distale Latenz – wie eine Zeit von mehr als 4,2 Millisekunden – kann auf eine Nervenschädigung hindeuten. [s17] Zusätzlich zur Nervenleitgeschwindigkeit werden bei der ENG auch die Amplituden der Nerven- und Muskelaktionspotenziale gemessen. Eine reduzierte Amplitude deutet auf eine Schädigung der Nervenfasern hin, während eine verlangsamte Leitgeschwindigkeit auf eine Schädigung der Myelinscheide, der isolierenden Schicht um die Nervenfasern, schließen lässt. Die ENG kann somit zwischen verschiedenen Formen der Polyneuropathie, wie z. B. demyelinisierenden und axonalen Neuropathien, unterscheiden. [s18] Diese Differenzierung ist für die Wahl der geeigneten Therapie entscheidend. So kann eine überwiegend demyelinisierende Neuropathie, bei der die Myelinscheiden geschädigt sind, anders behandelt werden als eine axonale Neuropathie, bei der die Nervenfasern selbst betroffen sind. Die ENG wird oft in Kombination mit der Elektromyographie (EMG) durchgeführt. [s18]

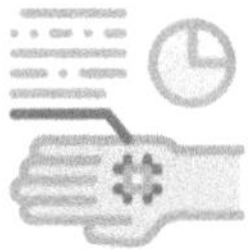

[s17] Die EMG misst die elektrische Aktivität der Muskeln und kann axonale Schäden durch das Vorhandensein von Fibrillationspotentialen oder positiven scharfen Wellen ausschließen. [s17] Bei der Planung einer ENG/EMG sollten etwaige Kontraindikationen, wie schwere Blutungsstörungen oder aktive Weichgewebeinfektionen, berücksichtigt werden. [s17] Die Ergebnisse der ENG und EMG, zusammen mit den klinischen Befunden, ermöglichen eine präzise Diagnose und helfen, den optimalen Behandlungsplan für Ihre individuelle Situation zu erstellen. [s18] So kann etwa bei einem Patienten mit Verdacht auf ein

Karpaltunnelsyndrom eine verzögerte distale Latenz des Nervus medianus im Handgelenk die Diagnose bestätigen und die Entscheidung für eine konservative oder operative Therapie unterstützen.

Gut zu wissen

Elektroneurographie

Eine diagnostische Methode zur Beurteilung der Funktion peripherer Nerven durch Messung der Geschwindigkeit und Stärke der Nervenimpulse. Sie hilft, den Schweregrad und die Art der Nervenschädigung bei Polyneuropathie zu bestimmen und liefert Informationen über die Schädigung der Myelinscheide oder der Nervenfasern.

Karpaltunnelsyndrom

Ein Beispiel für eine Nervenkompression, bei der der Nervus medianus im Handgelenk eingeengt ist. Die ENG kann helfen, die Diagnose zu bestätigen, indem sie eine verzögerte Nervenleitgeschwindigkeit im betroffenen Bereich aufzeigt.

Nervus medianus

Ein Nerv, der durch den Karpaltunnel im Handgelenk verläuft und für die Sensibilität und Motorik in Teilen der Hand zuständig ist. Bei einem Karpaltunnelsyndrom ist dieser Nerv betroffen.

Positive scharfe Wellen

Anormale elektrische Signale, die bei der EMG gemessen werden und auf eine Schädigung der Muskelfasern hinweisen.

Nervenleitgeschwindigkeit im Zeitverlauf

Veranschaulichendes Beispiel für Veränderungen der Nervenleitgeschwindigkeit während der Behandlung.

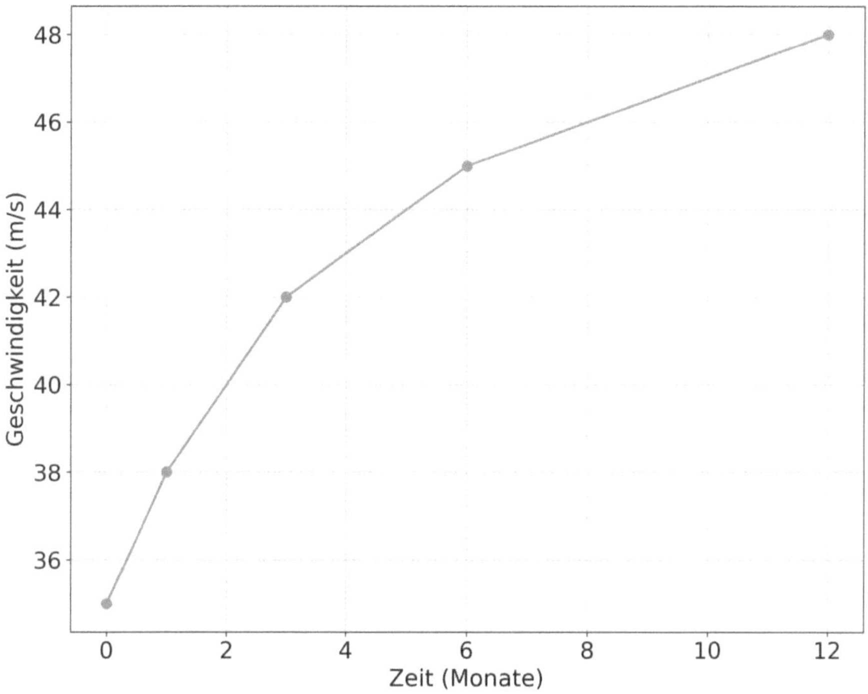

Dieses Diagramm zeigt eine mögliche Verbesserung der Nervenleitgeschwindigkeit. Die anfänglichen Messungen zeigen eine verlangsamte Leitung, ein häufiger Befund bei Polyneuropathie. Der anschließende Anstieg deutet auf ein positives Ansprechen auf die Behandlung hin, was auf eine mögliche Nervenregeneration oder verbesserte Funktion hindeutet. Die individuellen Reaktionen auf die Behandlung können jedoch erheblich variieren und weitere Untersuchungen sind immer erforderlich, um die Wirksamkeit einer bestimmten Therapie zu bestimmen.

Labordiagnostik

Labordiagnostik liefert wichtige Informationen zur Diagnose und Ursachenfindung von Polyneuropathien. Neben der neurologischen Untersuchung sind Laboranalysen oft unerlässlich, um zugrunde liegende Erkrankungen zu identifizieren. [s19] Ein differenzierter Ansatz bei der Auswahl der Laboruntersuchungen ist ratsam, um unnötige Kosten und Belastungen zu vermeiden. [s20] Die Auswahl der Tests orientiert sich an der individuellen Krankengeschichte, den Symptomen und den Ergebnissen der neurologischen und elektrophysiologischen Untersuchungen. [s20] Blutuntersuchungen dienen der Erfassung von Parametern wie Blutzucker, Nierenfunktion, Leberwerten, Vitamin B12-Spiegel, Entzündungsmarkern und Autoantikörpern. So kann ein erhöhter Blutzuckerspiegel auf eine diabetische Polyneuropathie hindeuten, während das Vorhandensein bestimmter Autoantikörper auf eine Autoimmunerkrankung als Ursache schließen lässt. [s19] Bei Verdacht auf eine entzündliche, vaskulitische, paraneoplastische oder infektiöse Neuropathie kann eine Untersuchung der Gehirn-Rückenmarks-Flüssigkeit (Liquor) erforderlich sein. [s19] Diese Analyse kann Hinweise auf Entzündungen, Infektionen oder bösartige Erkrankungen liefern. Genetische Tests kommen in Betracht, wenn eine erbliche Neuropathie vermutet wird. [s19] Eine Nervenbiopsie, bei der eine kleine Gewebeprobe eines Nervs entnommen und untersucht wird, kann bei Verdacht auf eine entzündliche Neuropathie, insbesondere eine nicht-systemische vaskulitische Neuropathie, hilfreich sein. [s19] Die intraepidermale Nervenfaserdichte, ermittelt durch eine hautbiopsie, ist der bevorzugte Test zur Beurteilung von Schädigungen der kleinen Nervenfasern. [s21] Diese Methode ermöglicht eine quantitative Beurteilung der Nervenfasern in der Haut und kann frühzeitig Veränderungen bei einer Polyneuropathie aufzeigen. Sollte beispielsweise ein Patient über brennende Schmerzen und Sensibilitätsstörungen in den Füßen klagen, die

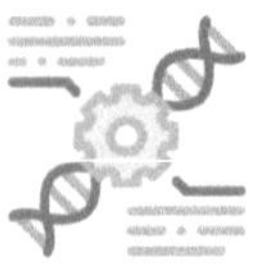

neurologische Untersuchung aber unauffällig sein, könnte eine Hautbiopsie zur weiteren Abklärung der Beschwerden beitragen. Sind die initialen Laborparameter unauffällig und bleibt die Ursache der Polyneuropathie ungeklärt, ist eine Überweisung an ein spezialisiertes Zentrum für neuromuskuläre Erkrankungen sinnvoll. [s20] Dort stehen weitere diagnostische Möglichkeiten zur Verfügung, um die Diagnose zu sichern und eine gezielte Therapie einzuleiten.

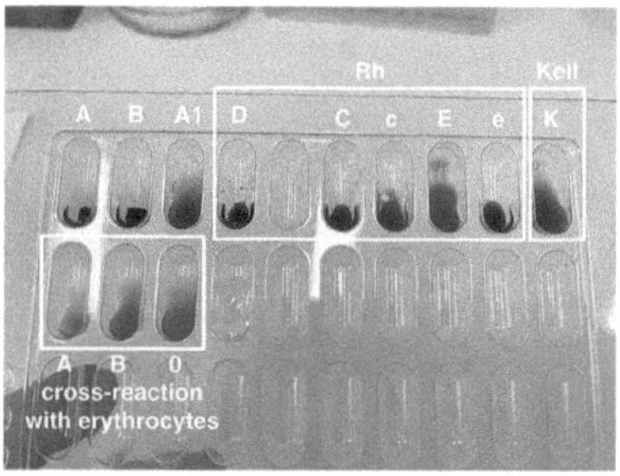

Blutuntersuchung [i4]

Häufige Labortests für Polyneuropathie

Prävalenz von Nervenleitstudien und Bluttests in der Polyneuropathie-Diagnose.

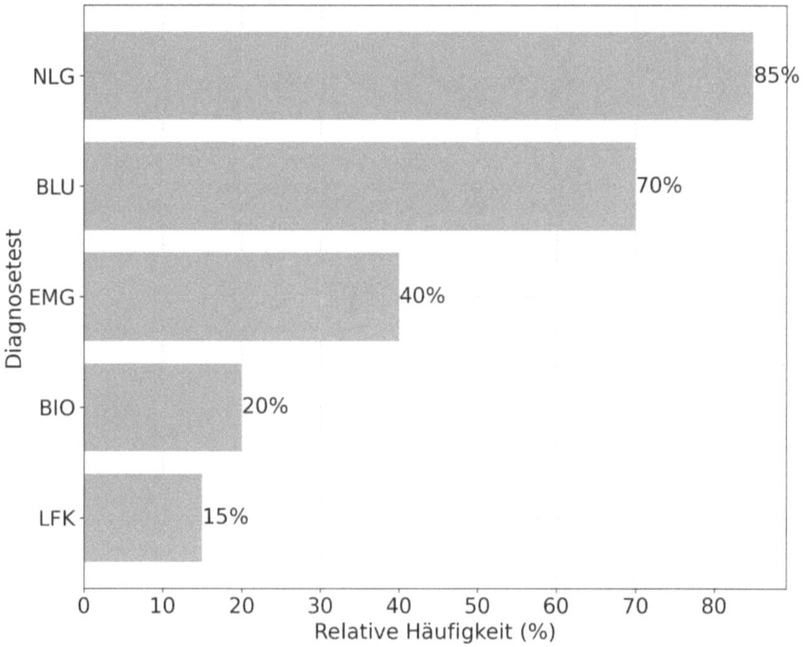

BIO: Nerven-/Hautbiopsie
BLU: Bluttests
EMG: Elektromyographie
LFK: Liquoranalyse
NLG: Nervenleitgeschwindigkeit

Nervenleitstudien sind das am häufigsten verwendete diagnostische Werkzeug, was ihre Bedeutung für die Beurteilung der Nervenfunktion zeigt. Bluttests sind ebenfalls häufig, was auf eine Rolle bei der Identifizierung von zugrundeliegenden Ursachen oder Einflussfaktoren wie Diabetes oder Vitaminmangel hindeutet. Andere Tests wie EMG und Biopsien sind zwar weniger häufig, liefern aber in bestimmten Fällen spezifischere Informationen und unterstreichen so ihre gezielte Anwendung in der Diagnose.

Konkrete Ratschläge

- Verändern Sie systematisch die Reizstärke bei der Prüfung der Sensibilität, um die Wahrnehmungsschwelle präzise zu bestimmen.
- Kombinieren Sie verschiedene sensorische Tests, wie die Prüfung von Vibration und Temperatur, um ein umfassenderes Bild der Nervenfunktion zu erhalten.
- Nutzen Sie Alltagsgegenstände, wie eine Büroklammer oder einen Wattebausch, für eine regelmäßige Selbstprüfung der Sensibilität.
- Fordern Sie Ihre Feinmotorik durch Aufgaben wie Fädeln oder Schreiben, um subtile Veränderungen frühzeitig zu erkennen.
- Bewerten Sie die Reflexe an verschiedenen Körperstellen, um die Lokalisation einer möglichen Nervenschädigung einzugrenzen.
- Vergleichen Sie die Reflexstärke auf beiden Körperseiten, um Asymmetrien aufzudecken.
- Achten Sie bei der Durchführung von Tests auf eine standardisierte Vorgehensweise, um die Vergleichbarkeit der Ergebnisse zu gewährleisten.
- Suchen Sie gezielt nach Auslösern oder verstärkenden Faktoren für Ihre Beschwerden, wie Kälte oder Stress.
- Erstellen Sie eine Tabelle mit den Ergebnissen Ihrer Sensibilitätsprüfungen, um die Entwicklung Ihrer Symptome visuell darzustellen.

1. 3 Begleiterscheinungen

Begleiterscheinungen einer Polyneuropathie betreffen verschiedene Organsysteme und können die Lebensqualität erheblich beeinträchtigen. Autonome Störungen, muskuläre Veränderungen und Hautprobleme sind häufige Begleiterscheinungen, die von unspezifischen Symptomen bis hin zu schwerwiegenden Funktionsstörungen reichen. Die Herausforderung liegt in der Vielfältigkeit und Unspezifität der Symptome, was die Diagnose und Behandlung erschwert. Dieses Kapitel bietet Ihnen einen Überblick über die verschiedenen Begleiterscheinungen, um Sie bei der Bewältigung der Herausforderungen im Alltag zu unterstützen. Lesen Sie weiter, um mehr über die einzelnen Symptome, ihre Ursachen und die Bedeutung einer frühzeitigen Diagnose zu erfahren.

Die vielfältigen und unspezifischen Symptome autonomer Störungen, muskulärer Veränderungen und Hautveränderungen bei Polyneuropathie erfordern eine sorgfältige ärztliche Abklärung, um die zugrundeliegenden Ursachen zu diagnostizieren und eine individuell angepasste Therapie einzuleiten.

Autonome Störungen

Autonome Störungen, auch bekannt als autonome Neuropathie, entstehen durch Schädigungen des autonomen Nervensystems, welches zahlreiche Körperfunktionen steuert, die wir nicht bewusst beeinflussen [s22]. Diese Schädigungen können diverse Organe betreffen, unter anderem das Herz-Kreislauf-System, den Magen-Darm-Trakt und die Harnwege [s22] [s23]. Die Symptome können unspezifisch sein, was die Diagnose erschwert [s22]. So kann ein schneller oder langsamer Herzschlag, Schluckbeschwerden oder verändertes Schwitzen (übermäßig oder zu gering) auf autonome Störungen hindeuten [s24]. Auch Verdauungsprobleme wie Erbrechen, Durchfall oder Verstopfung, sowie Probleme beim Wasserlassen oder bei der sexuellen Funktion können Anzeichen sein [s24]. Eine Störung des autonomen Nervensystems kann sich in verschiedenen Organsystemen unterschiedlich äußern [s25]. Im Magen-Darm-Trakt können Bauchschmerzen, Übelkeit, Stuhlinkontinenz oder Verstopfung auftreten [s23]. Herz-Kreislauf-Probleme äußern sich unter anderem durch niedrigen Blutdruck, erhöhte oder schwankende Herzfrequenz und sogar Ohnmacht [s23]. Probleme mit der Blase können einen schwachen Harnstrahl, Schwierigkeiten beim Entleeren oder unvollständige Blasenentleerung umfassen [s23]. Die Haut kann ebenfalls betroffen sein, mit Symptomen wie Wärmeintoleranz oder übermäßigem Schwitzen [s23]. Erektile Dysfunktion bei Männern kann ein frühes Anzeichen sein, das sogar sensorischen Symptomen der Neuropathie vorausgeht [s22]. Besonders bei Polyneuropathien ist eine frühzeitige Abklärung durch einen Arzt wichtig, um die zugrundeliegende Ursache zu diagnostizieren und eine geeignete Therapie einzuleiten. Treten beispielsweise beim Aufstehen Schwindel oder verschwommenes Sehen auf, könnte dies auf eine orthostatische Hypotonie hindeuten, ein häufiges Symptom der autonomen Neuropathie [s22]. In solchen Fällen

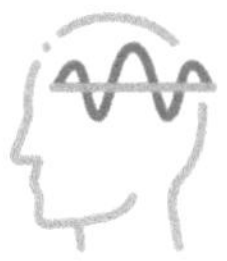

kann es ratsam sein, langsam aufzustehen und sich zunächst an der Bettkante zu setzen, um dem Kreislauf Zeit zur Anpassung zu geben.

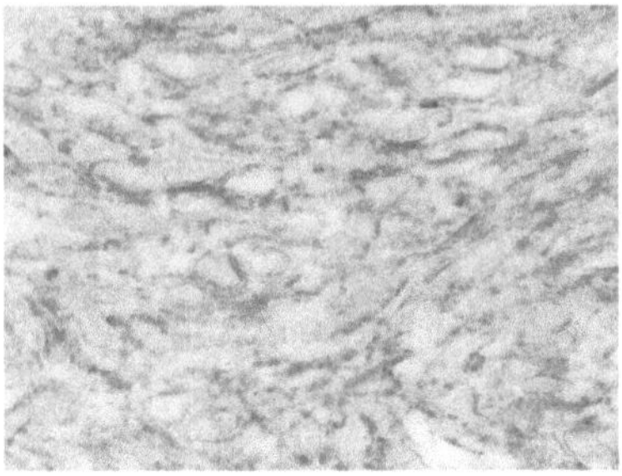

Magen-Darm-Trakt [i5]

Gut zu wissen

Autonome Neuropathie

Bei einer autonomen Neuropathie sind die Nerven geschädigt, die die unwillkürlichen Körperfunktionen steuern. Dies kann zu Problemen mit Blutdruck, Herzfrequenz, Verdauung, Blasenfunktion, Temperaturregulation und sexueller Funktion führen.

Orthostatische Hypotonie

Orthostatische Hypotonie ist ein plötzlicher Blutdruckabfall beim Aufstehen, der zu Schwindel, Benommenheit oder sogar Ohnmacht führen kann. Sie ist eine häufige Begleiterscheinung der autonomen Neuropathie.

Häufige autonome Funktionsstörungen bei Polyneuropathie

Verteilung der autonomen Symptome.

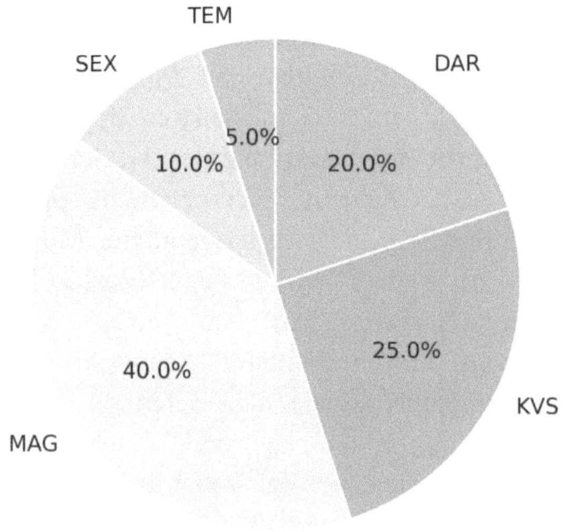

DAR: Blasen-/Darmprobleme (z. B. Inkontinenz, Harnverhalt)

KVS: Herz-Kreislauf-Probleme (z. B. abnorme Herzfrequenz, Schwindel)

MAG: Magen-Darm-Probleme (z. B. Verstopfung, Durchfall, Übelkeit)

SEX: Sexuelle Funktionsstörung (z. B. erektile Dysfunktion, verminderte Libido)

TEM: Probleme mit der Temperaturregulierung (z. B. übermäßiges Schwitzen, Hitzeintoleranz)

Das Diagramm visualisiert die Prävalenz verschiedener Dysfunktionen des autonomen Nervensystems bei Personen mit Polyneuropathie. Magen-Darm-Probleme sind am häufigsten und betreffen einen erheblichen Teil der Patienten. Herz-Kreislauf- und Blasen-/Darmprobleme sind ebenfalls weit verbreitet, was die breiten Auswirkungen der Polyneuropathie auf das autonome Nervensystem verdeutlicht. Sexuelle Funktionsstörungen und Probleme mit der Temperaturregulierung sind zwar seltener, betreffen aber dennoch eine merkliche Anzahl von Personen, was die Bedeutung einer umfassenden Beurteilung und Behandlung autonomer Symptome unterstreicht.

Muskuläre Veränderungen

Muskuläre Veränderungen sind häufige Begleiterscheinungen von Polyneuropathien und Nervenschmerzen. Diese reichen von leichter Ermüdbarkeit und Muskelschwäche bis hin zu schmerzhaften Krämpfen und Muskelatrophie [s26] [s27]. Die Art und der Schweregrad der muskulären Beeinträchtigung hängen von der zugrundeliegenden Ursache und der Art der betroffenen Nerven ab. So können bei einigen Neuropathien primär motorische Nervenfasern betroffen sein, was zu ausgeprägter Muskelschwäche und Krämpfen führt [s26]. Andere Formen betreffen sowohl sensorische als auch motorische Nerven, was zu einer Kombination aus Sensibilitätsstörungen und muskulärer Schwäche führt [s26]. Bei entzündlichen Neuropathien, wie der schmerzhaften lumbosakralen Radikuloplexusneuropathie, können starke Schmerzen im unteren Gliedmaßenbereich auftreten, gefolgt von Muskelschwäche und Abbau der Muskulatur im selben Bereich [s26]. In manchen Fällen sind die Schmerzen sogar das erste Anzeichen einer Vaskulitis, einer Gefäßentzündung und kündigen spätere sensorische und motorische Symptome an [s26]. Auch bei paraneoplastischen Syndromen, also Erkrankungen, die im Zusammenhang mit einer Krebserkrankung auftreten, kann es zu Muskelschwäche und Gewichtsverlust kommen [s28]. Die sogenannte terminale Neuropathie, die in fortgeschrittenen Krankheitsstadien auftritt, äußert sich durch milde sensorimotorische Störungen [s28]. Ein Patient mit einer Polyneuropathie, der eine zunehmende Muskelschwäche in den Beinen bemerkt, sollte dies unbedingt mit seinem Arzt besprechen, um die Ursache abzuklären und gegebenenfalls die Therapie anzupassen. Dies kann beispielsweise eine Physiotherapie zur Kräftigung der Muskulatur oder eine medikamentöse Behandlung der Grunderkrankung umfassen. Auch eine Anpassung des Alltags, etwa durch die Verwendung von Hilfsmitteln, kann die Lebensqualität verbessern.

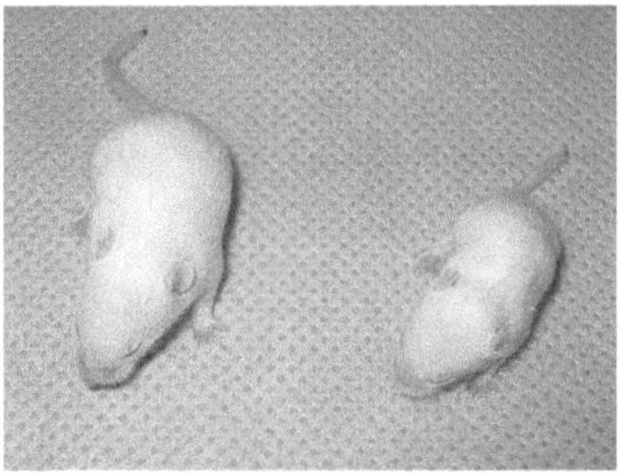

Muskelatrophie [i6]

lumbosakrale Radikuloplexusneuropathie

Eine Erkrankung, die die Nerven im unteren Rückenbereich betrifft und zu Schmerzen, Schwäche und Muskelschwund in Beinen und Füßen führen kann. Sie ist eine Form der entzündlichen Neuropathie.

Muskelatrophie

Bei Polyneuropathie kann es zu Muskelschwund kommen, da die Nerven, die die Muskeln versorgen, geschädigt sind. Dieser Schwund kann zu Schwäche und Bewegungseinschränkungen führen.

Paraneoplastisches Syndrom

Eine Gruppe von Erkrankungen, die durch das Immunsystem als Reaktion auf einen Tumor im Körper ausgelöst werden. Sie können neurologische Symptome wie Muskelschwäche, Koordinationsstörungen und Sensibilitätsverlust verursachen, die einer Polyneuropathie ähneln können.

Terminale Neuropathie

Eine Form der Polyneuropathie, die in fortgeschrittenen Stadien von Krankheiten auftritt und durch leichte sensorische und motorische Störungen gekennzeichnet ist. Sie kann zu Taubheitsgefühl, Kribbeln und Schwäche in Händen und Füßen führen.

Einstufung der Muskelkraft bei Polyneuropathie

Typischer Verlauf der Muskelschwäche

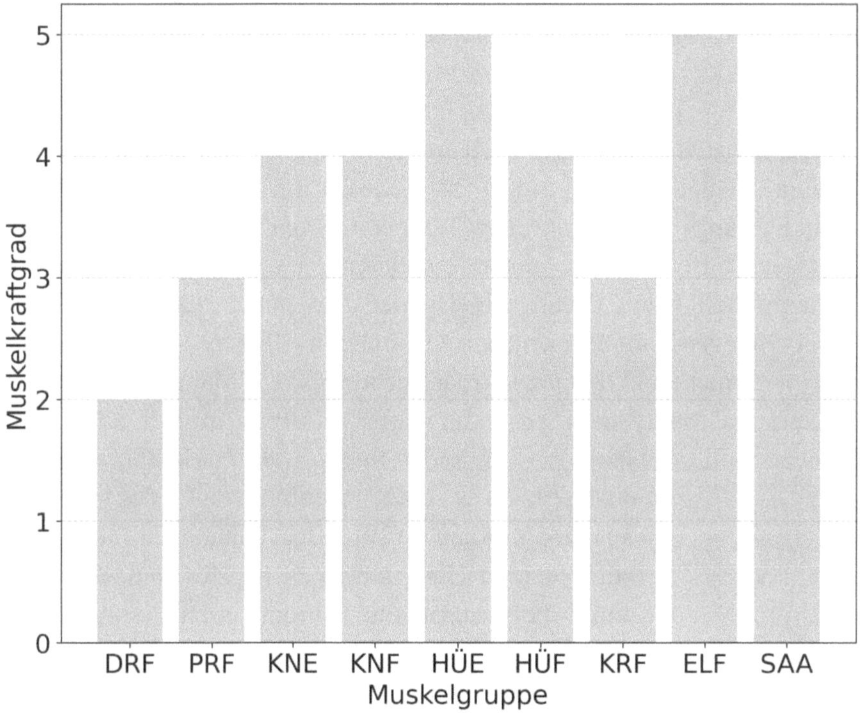

DRF: Dorsalflexion

HÜE: Hüftextension

KNE: Knieextension

KRF: Kraftgriff

SAA: Schulterabduktion

ELF: Ellbogenflexion

HÜF: Hüftflexion

KNF: Knieflexion

PRF: Plantarflexion

Diese Grafik veranschaulicht den typischen Rückgang der Muskelkraft, der bei Polyneuropathie beobachtet wird. Die fortschreitende Schwächung von normaler Kraft bis zur vollständigen Lähmung ist deutlich erkennbar. Die Auswirkungen auf die täglichen Aktivitäten werden mit abnehmender Muskelkraft immer größer, was die Notwendigkeit einer frühzeitigen Diagnose und Behandlung unterstreicht.

Hautveränderungen

Hautveränderungen treten bei Polyneuropathie relativ häufig auf und können die Lebensqualität zusätzlich beeinträchtigen. Sie entstehen durch Schädigungen der kleinen Nervenfasern in der Haut und können sich vielfältig äußern [s29] [s30]. Eine reduzierte Dichte dieser intraepidermalen Nervenfasern (IENFD) lässt sich in Hautbiopsien, insbesondere an den distalen Beinen, nachweisen [s30]. Dies kann zu einer veränderten Wahrnehmung von Berührung, Temperatur und Schmerz führen. So berichten Betroffene unter anderem von einer erhöhten Hautempfindlichkeit, Brennen in Händen und Füßen oder Juckreiz, der sich vorwiegend am Rücken, an den unteren Gliedmaßen und seltener an Unterarmen und Kopfhaut manifestiert [s31]. Manchmal wird der Juckreiz so stark, dass er zwanghaftes Kratzen auslöst. Zusätzlich können mikrovaskuläre Veränderungen die Hautdurchblutung reduzieren, was sich ebenfalls auf das Hautbild auswirken kann [s29]. Bei anhaltenden oder neu auftretenden Hautproblemen im Zusammenhang mit einer Polyneuropathie ist eine ärztliche Abklärung ratsam, um die Ursachen zu ermitteln und gegebenenfalls eine Therapie anzupassen. Ein konsequentes Eincremen mit rückfettenden Lotionen kann die Haut vor weiterer Austrocknung schützen und den Juckreiz lindern.

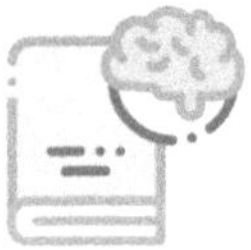

Intraepidermale Nervenfasern

Intraepidermale Nervenfasern sind feine Nervenfasern, die in der Oberhaut (Epidermis) verlaufen und für die Wahrnehmung von Schmerz, Temperatur und Berührung zuständig sind. Bei Polyneuropathie können diese Nervenfasern geschädigt sein, was zu Missempfindungen wie Brennen, Kribbeln oder Taubheit führt.

Mikrovaskuläre Veränderungen

Mikrovaskuläre Veränderungen bezeichnen Veränderungen der kleinen Blutgefäße, die die Haut versorgen. Bei Polyneuropathie können diese Veränderungen zu einer verminderten Durchblutung der Haut führen und somit zu trockener, dünner und empfindlicher Haut beitragen.

Häufige Hautveränderungen bei peripherer Neuropathie

Verteilung von Hautveränderungen im Zusammenhang mit Neuropathie.

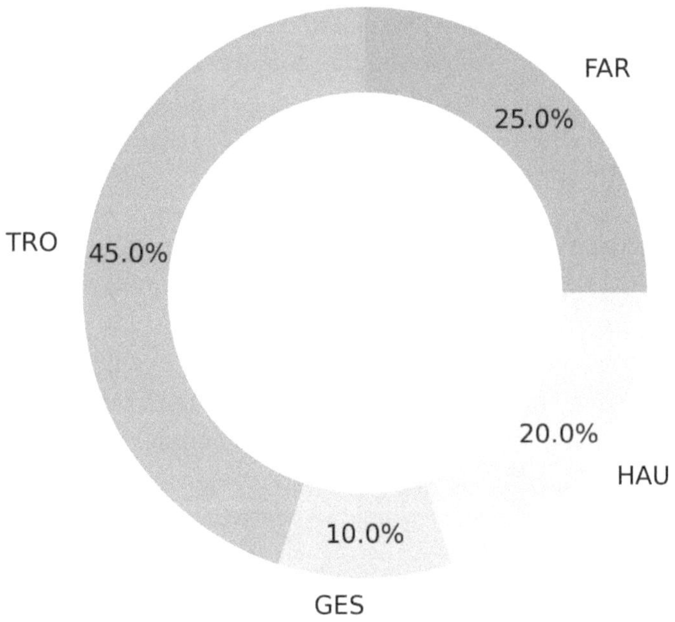

FAR: Farb-/Temperaturveränderungen
HAU: Haar-/Nagelveränderungen
GES: Geschwüre/Wunden
TRO: Trockene Haut/Reduziertes Schwitzen

Die häufigsten beobachteten Hautveränderungen sind Trockenheit und vermindertes Schwitzen, was auf eine Beteiligung der autonomen Nervenfasern hinweist. Veränderungen der Hautfarbe und -temperatur sowie Nagel- und Haarwachstumsstörungen, obwohl seltener, deuten auf ein komplexes Zusammenspiel zwischen Nervenschäden und Gefäßfunktion hin. Das relativ geringere Auftreten von Geschwüren und Wunden unterstreicht die Bedeutung der präventiven Pflege und der Früherkennung von Sensibilitätsverlust, um Komplikationen zu vermeiden. Insgesamt liefern diese Hautmanifestationen wertvolle Einblicke in das Fortschreiten und den Schweregrad der peripheren Neuropathie.

Konkrete Ratschläge

- Führen Sie ein Tagebuch über Ihre Verdauung, in dem Sie neben der Stuhlbeschaffenheit auch Begleiterscheinungen wie Bauchschmerzen oder Völlegefühl dokumentieren.
- Achten Sie auf Ihre Herzfrequenz in verschiedenen Situationen, beispielsweise beim Treppensteigen oder nach dem Essen und notieren Sie Auffälligkeiten.
- Beobachten Sie Ihr Schwitzverhalten in unterschiedlichen Umgebungstemperaturen und dokumentieren Sie Abweichungen von Ihrem gewohnten Muster.
- Kontrollieren Sie regelmäßig Ihren Blutdruck im Liegen und im Stehen, um mögliche Blutdruckabfälle zu erkennen.
- Reflektieren Sie Ihre Blasenfunktion und achten Sie auf Veränderungen wie einen schwachen Harnstrahl oder häufigen Harndrang.
- Notieren Sie, ob Sie Schwierigkeiten beim Schlucken oder beim Sprechen bemerken, besonders bei längerer Belastung.
- Beobachten Sie, ob Sie vermehrt unter trockenen Augen oder einem trockenen Mund leiden und verwenden Sie gegebenenfalls befeuchtende Mittel.
- Achten Sie auf Schwindel oder Benommenheit, insbesondere beim Aufstehen oder bei schnellen Bewegungen.
- Tragen Sie Kompressionsstrümpfe, um Kreislaufproblemen entgegenzuwirken und das Risiko von Ohnmacht zu reduzieren.
- Passen Sie Ihre Ernährung an, indem Sie kleinere, ballaststoffreiche Mahlzeiten zu sich nehmen, um Verdauungsproblemen vorzubeugen.
- Stellen Sie sicher, dass Ihre Umgebung ausreichend beleuchtet ist, um Stürzen aufgrund von Schwindel oder Gleichgewichtsstörungen vorzubeugen.

Rückblick - 1. Diagnostik und Krankheitsbild

Die Diagnose einer Polyneuropathie und das Verständnis des individuellen Krankheitsbildes sind entscheidend für einen effektiven Umgang mit der Erkrankung. Der Weg zur Diagnose beginnt mit der genauen Beobachtung Ihrer Symptome. Achten Sie auf Veränderungen Ihrer Empfindungen, wie Kribbeln, Taubheitsgefühle oder Schmerzen und notieren Sie deren Charakter, Lokalisation und zeitlichen Verlauf. Ein detailliertes Schmerztagebuch, in dem Sie die Schmerzintensität, -qualität (z.B. brennend, stechend) und auslösende Faktoren festhalten, kann Ihrem Arzt wertvolle Hinweise liefern. Auch scheinbar unbedeutende Details, wie trockene Haut oder nächtliche Schmerzverschlimmerung, können relevant sein. Zögern Sie nicht, Ihren Arzt auf alle Veränderungen aufmerksam zu machen, selbst wenn sie Ihnen zunächst geringfügig erscheinen. Eine offene Kommunikation ist der Schlüssel zu einer erfolgreichen Diagnose und Therapie.

Die neurologische Untersuchung durch Ihren Arzt ist der nächste Schritt auf dem Weg zur Diagnose. Diese umfasst neben der Erhebung Ihrer Krankengeschichte verschiedene Tests zur Überprüfung Ihrer Muskelkraft, Reflexe und Sensibilität. Bereiten Sie sich auf die Untersuchung vor, indem Sie Ihre Symptome und Fragen im Voraus notieren. Scheuen Sie sich nicht, nach dem Zweck der einzelnen Tests zu fragen und Ihre Bedenken zu äußern. Je besser Sie den Ablauf und die Bedeutung der Untersuchung verstehen, desto entspannter können Sie diese meistern. Die Ergebnisse der neurologischen Untersuchung liefern wichtige Informationen über die Art und das Ausmaß der Nervenschädigung.

Ergänzend zur neurologischen Basisuntersuchung können weitere diagnostische Verfahren zum Einsatz kommen, wie z.B. Nervenleitstudien (ENG), Elektromyographie (EMG) oder Laboruntersuchungen. Diese helfen, die Diagnose zu präzisieren und die Ursache Ihrer Polyneuropathie zu ermitteln. Informieren Sie sich über die verschiedenen Verfahren und deren Ablauf, um eventuelle Ängste zu reduzieren. Fragen Sie Ihren Arzt nach den Vor- und Nachteilen der jeweiligen Methode und welche für Ihre individuelle Situation am besten geeignet ist. Die Diagnostik kann manchmal komplex und zeitaufwendig sein, aber sie ist unerlässlich, um eine zielgerichtete Therapie einzuleiten.

Neben den medizinischen Untersuchungen spielt auch Ihre aktive Beteiligung eine wichtige Rolle. Dokumentieren Sie Ihre Symptome, beobachten Sie Veränderungen und kommunizieren Sie diese Ihrem Arzt. Seien Sie Ihr eigener Experte und lernen Sie, Ihre Körpersignale zu deuten. Eine positive und proaktive Einstellung kann Ihnen helfen, die Herausforderungen der Polyneuropathie zu meistern und Ihre Lebensqualität zu verbessern. Der Weg zur Diagnose und zum Verständnis Ihres individuellen Krankheitsbildes mag manchmal steinig sein, aber er lohnt sich. Mit der richtigen Diagnose und Therapie können Sie lernen, mit der Erkrankung umzugehen und ein erfülltes Leben zu führen.

2. Therapeutische Maßnahmen

Wie lässt sich der brennende Schmerz in Füßen und Händen lindern, der so viele Menschen mit Polyneuropathie im Alltag begleitet? Die moderne Medizin bietet heute ein breites Spektrum an Behandlungsmöglichkeiten, die gezielt auf unterschiedliche Beschwerden einwirken. Von klassischen Therapieformen bis zu innovativen Ansätzen entwickelt sich das Behandlungsangebot stetig weiter. Die Kombination verschiedener Methoden ermöglicht dabei oft bessere Ergebnisse als einzelne Maßnahmen. In diesem Kapitel erfahren Sie, welche bewährten und neuen Therapieoptionen Ihnen zur Verfügung stehen und wie Sie diese optimal für sich nutzen können.

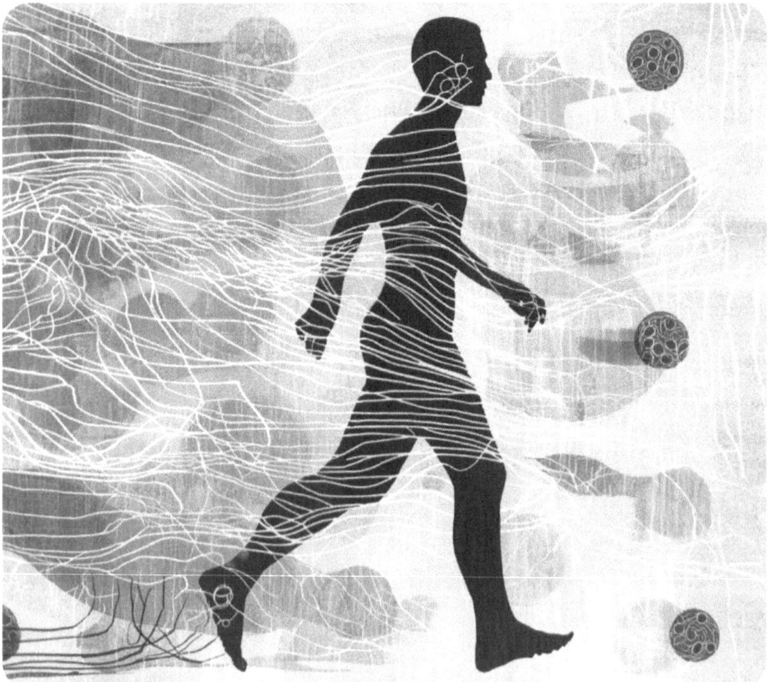

2. 1 Medikamentöse Behandlung

Medikamentöse Behandlungen spielen eine zentrale Rolle bei der Therapie von Polyneuropathie und Nervenschmerzen. Das Ziel ist eine verbesserte Lebensqualität durch Schmerzreduktion und Wiederherstellung der Funktionalität. Die Herausforderung liegt in der individuellen Schmerzcharakteristik, der Intensität und möglichen Begleiterkrankungen. Die Auswahl des passenden Medikaments, die richtige Dosierung und die Kombination verschiedener Wirkstoffe sind entscheidend. Der Weg zur optimalen medikamentösen Therapie erfordert Geduld und eine enge Zusammenarbeit mit dem Arzt. Unerwünschte Nebenwirkungen und die oft langsame Wirkung der Medikamente können die Behandlung erschweren. Lesen Sie weiter, um mehr über die verschiedenen Medikamentenklassen, ihre Wirkungsweisen und möglichen Nebenwirkungen zu erfahren und so gemeinsam mit Ihrem Arzt die bestmögliche Therapie zu finden.

Die Behandlung von Nervenschmerzen erfordert Geduld, da die Schmerzlinderung auch erst nach Monaten eintreten kann, selbst bei konsistenter Medikamenteneinnahme.

Schmerztherapeutische Grundlagen

Schmerztherapie bei Polyneuropathie verfolgt das Ziel, die Lebensqualität durch Schmerzreduktion und Verbesserung der Funktionalität zu steigern. Dabei ist die Behandlung individuell und orientiert sich am Schmerzcharakter, der Intensität und den Begleiterkrankungen. Eine stufenweise Vorgehensweise, beginnend mit einer Monotherapie, wird von den meisten Leitlinien empfohlen [s32] [s33] [s34]. Sollte diese nicht ausreichend wirken, kann eine Kombinationstherapie (CT) erwogen werden [s33] [s34]. Die Wirksamkeit der gewählten Therapie sollte nach einer Testphase von drei bis acht Wochen evaluiert werden [s33]. Eine unzureichende Wirksamkeit der medikamentösen Behandlung ist häufig und kann zu einem multimodalen Ansatz führen [s34]. Dabei werden verschiedene Medikamente mit unterschiedlichen Wirkmechanismen kombiniert, um mehrere Schmerzmechanismen gleichzeitig zu beeinflussen und die Dosis einzelner Medikamente zu reduzieren [s34]. Dies kann unter anderem die Verträglichkeit verbessern. Trotz der zunehmenden Popularität der CT besteht Unsicherheit über die effektivsten Kombinationen und viele Leitlinien enthalten aufgrund unzureichender Datenlage keine spezifischen Empfehlungen [s34]. Als Erstlinientherapie werden nicht-opioide Medikamente wie trizyklische Antidepressiva, Serotonin-Noradrenalin-Wiederaufnahmehemmer (SNRI), Gabapentinoide und topische Substanzen empfohlen [s32] [s33]. Trizyklische Antidepressiva wirken schmerzlindernd, unabhängig von ihrer antidepressiven Wirkung [s33]. Gabapentinoide sollten über vier bis sechs Wochen getestet werden [s33]. Topische Medikamente bieten eine Alternative für Patienten, die orale Medikamente nicht vertragen oder für die diese unsicher sind [s33]. Als Zweitlinientherapie kommen Kombinationstherapien aus Erstlinienmedikamenten sowie Tramadol und Tapentadol zum Einsatz [s33]. Dritt- und viertlinige Therapien umfassen unter anderem Serotonin-spezifische Wiederaufnahmehemmer, Antikonvulsiva, NMDA-Antagonisten, interventionelle Therapien und Neurostimulation [s33].

Opioide in niedriger Dosierung und zielgerichtete Medikamentenabgabe sind Optionen für Patienten mit refraktären Schmerzen [s33]. Alternativ können Cannabis-basierte Medikamente in Erwägung gezogen werden, die möglicherweise die Anzahl der Patienten mit einer Schmerzlinderung von 50 % oder mehr erhöhen könnten [s35]. Allerdings ist die Evidenzlage für diese Medikamente von niedriger bis moderater Qualität und es gibt Hinweise auf höhere Abbruchraten aufgrund von Nebenwirkungen im Vergleich zu Placebo [s35]. Die langfristigen Risiken sind zudem unzureichend erforscht [s35]. Die Behandlung neuropathischer Schmerzen ist komplex und oft resistent gegen konventionelle Analgetika [s32]. Die Erwartungen des Patienten an die Behandlung und mögliche Nebenwirkungen sollten realistisch sein, um die Therapietreue zu fördern [s32]. Ein Beispiel hierfür wäre die Aufklärung über die begrenzte Wirksamkeit von Opioiden bei neuropathischen Schmerzen und die damit verbundene Notwendigkeit, Co-Analgetika einzusetzen [s32]. Antiepileptika können ebenfalls zur Behandlung neuropathischer Schmerzen eingesetzt werden. Ihre Wirksamkeit wurde in Studien mit einer Dauer von mindestens zwei Wochen untersucht, wobei die Schmerzreduktion und die globale Einschätzung des Patienten im Fokus standen [s36]. Signifikante Schmerzlinderung konnte bei bestimmten Arten neuropathischer Schmerzen erzielt werden [s36]. Höhere Dosen führten zu einer ähnlichen Wirksamkeit, jedoch mit erhöhten Nebenwirkungsraten, wie Schläfrigkeit und Schwindel [s36]. Die Evidenzlage für die Schmerzlinderung ist moderat, während die Evidenz für Nebenwirkungen hoch ist [s36]. Es ist zu beachten, dass viele Patienten keine signifikante Schmerzlinderung erfahren und ein erheblicher Anteil mindestens eine Nebenwirkung berichtet [s36].

Gut zu wissen

Co-Analgetika

Medikamente, die zusätzlich zu Schmerzmitteln eingesetzt werden, um deren Wirkung zu verstärken oder Nebenwirkungen zu reduzieren.

Cannabis-basierte Medikamente

Medikamente, die aus der Cannabispflanze gewonnen werden und bei einigen Patienten zur Schmerzlinderung beitragen können.

Analgetika

Schmerzmittel, die die Schmerzempfindung lindern.

Monotherapie

Behandlung mit nur einem Medikament, oft der erste Schritt in der Schmerztherapie bei Polyneuropathie.

Trizyklische Antidepressiva

Medikamente, die ursprünglich zur Behandlung von Depressionen entwickelt wurden, aber auch schmerzlindernd bei Polyneuropathie wirken können, unabhängig von ihrer antidepressiven Wirkung.

Verteilung der Schmerzmittel bei neuropathischen Schmerzen

Gängige Medikamentengruppen für neuropathische Schmerzen.

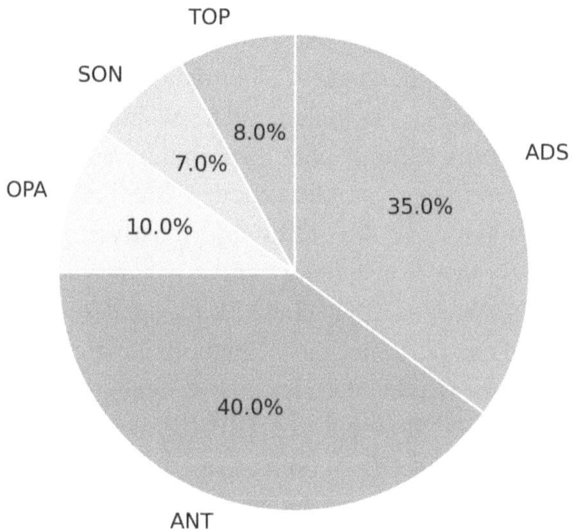

ADS: Antidepressiva (z. B. Trizyklika, SNRIs)

ANT: Antikonvulsiva (z. B. Gabapentin, Pregabalin)

OPA: Opioide (z. B. Tramadol, Oxycodon)

SON: Sonstige (z. B. Cannabinoide, NMDA-Rezeptor-Antagonisten)

TOP: Topische Behandlungen (z. B. Lidocain-Pflaster, Capsaicin-Creme)

Antikonvulsiva und Antidepressiva stellen einen erheblichen Anteil der bei neuropathischen Schmerzen verschriebenen Medikamente dar, was ihre Rolle als First-Line-Therapie unterstreicht. Während Opioide und topische Behandlungen eine Rolle spielen, deuten ihre geringeren Anteile darauf hin, dass sie oft für bestimmte Fälle oder als Zusatztherapie reserviert sind. Die Kategorie 'Sonstige' umfasst wahrscheinlich weniger verbreitete Medikamente und individualisierte Behandlungsstrategien.

Nervenschutzmedikamente

Nervenschutzmedikamente zielen darauf ab, Nervenschäden zu verhindern oder zu minimieren und so die Entstehung oder das Fortschreiten neuropathischer Schmerzen zu reduzieren. Gabapentin und Pregabalin, die zur Behandlung neuropathischer Schmerzen zugelassen sind, binden an die $\alpha 2$-δ-Untereinheit spannungsabhängiger Calciumkanäle. [s37] Neben diesen etablierten Medikamenten befinden sich weitere vielversprechende Substanzen in der Entwicklung oder Erprobung. So zeigte ein Derivat von Mangafodipir in präklinischen Studien neuroprotektive Eigenschaften, indem es die Bildung reaktiver Sauerstoffspezies reduziert, die bei der Entstehung einer Chemotherapie-induzierten peripheren Neuropathie (CIPN) eine Rolle spielen. [s38] Auch die Hemmung von Transportern, die Chemotherapeutika in periphere Nervenzellen schleusen, oder die Hemmung der Apurinic/apyrimidinic-Endonuklease, wird als Strategie zur CIPN-Prävention erforscht. [s38] Ein weiteres Medikament, das bereits zur Behandlung von Multipler Sklerose eingesetzt wird, zeigte in präklinischen Modellen ebenfalls Potenzial zur Prävention und Behandlung neuropathischer Schmerzen, ohne die Wirksamkeit der Krebstherapie zu beeinträchtigen. [s38] Diese Forschungsergebnisse unterstreichen das wachsende Verständnis der komplexen Mechanismen neuropathischer Schmerzen und eröffnen neue Wege für die Entwicklung zielgerichteter Therapien. Ein pflanzliches Arzneimittel aus Japan könnte beispielsweise das Auftreten einer Chemotherapie-induzierten Neuropathie verzögern. [s39] Ein Extrakt aus Dioscorea-Arten zeigte in Tiermodellen positive Effekte auf die Nervenleitgeschwindigkeit und die Regeneration von Nervenzellen. [s39] Auch Incarvillatein, ein Alkaloid und ein weiteres, nicht näher spezifiziertes Alkaloid, zeigten schmerzlindernde Eigenschaften in Studien. [s39] Diese Beispiele verdeutlichen das Potenzial von Naturstoffen und pflanzlichen Präparaten in der Behandlung neuropathischer Schmerzen. Bei der Behandlung der schmerzhaften diabetischen peripheren Neuropathie (DPN) sind, neben der

Schmerztherapie, präventive Maßnahmen, eine gute Blutzuckerkontrolle, Ernährungsumstellung und Gewichtsreduktion wichtige Bausteine. [s40] Für die Behandlung der DPN sind in den USA drei orale und ein topisches Medikament zugelassen. [s41] Bei therapieresistenten Schmerzen kann die Rückenmarkstimulation in Kombination mit anderen Therapieansätzen eine Option sein. [s41] Es ist zu beachten, dass die Wirksamkeit und Verträglichkeit von Medikamenten individuell unterschiedlich sein kann und die Therapieentscheidung immer in Absprache mit einem Arzt erfolgen sollte. Dieser kann die optimale Behandlungsstrategie unter Berücksichtigung der individuellen Situation des Patienten festlegen.

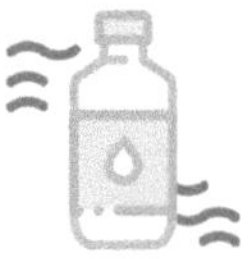

Apurinic/apyrimidinic-Endonuklease

Ein Enzym, das an der DNA-Reparatur beteiligt ist. Die Hemmung dieses Enzyms wird als mögliche Strategie zur Prävention von Chemotherapie-induzierter Neuropathie untersucht.

Gabapentin

Wirkt, indem es die Freisetzung von Neurotransmittern, die an der Schmerzweiterleitung beteiligt sind, reduziert. Es kann bei verschiedenen Arten von Nervenschmerzen eingesetzt werden, einschließlich diabetischer Neuropathie und postherpetischer Neuralgie.

Rückenmarkstimulation

Ein Therapieverfahren, bei dem Elektroden in der Nähe des Rückenmarks platziert werden, um elektrische Impulse zu erzeugen, die die Schmerzweiterleitung blockieren. Rückenmarkstimulation kann bei therapieresistenten Nervenschmerzen eingesetzt werden.

Wirksamkeit von Medikamenten gegen Nervenschmerzen

Wirksamkeit gängiger Medikamente gegen Nervenschmerzen.

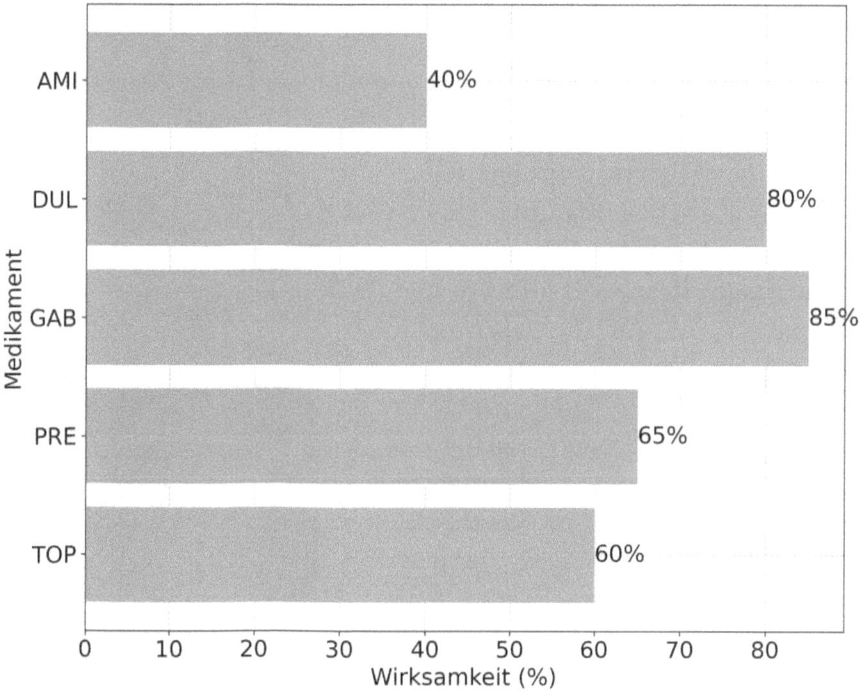

AMI: Amitriptylin

DUL: Duloxetin

GAB: Gabapentin

PRE: Pregabalin

TOP: Topiramat

Das Diagramm visualisiert die relative Wirksamkeit verschiedener Medikamente gegen Nervenschmerzen. Gabapentin und Pregabalin zeigen die höchste Wirksamkeit, während andere wie Amitriptylin und Duloxetin eine moderate Linderung bieten. Topiramat zeigt eine vergleichsweise geringere Wirksamkeit bei Nervenschmerzen.

Begleitmedikation

Begleitmedikation bei Polyneuropathie und Nervenschmerzen kann die Therapie ergänzen und die Lebensqualität verbessern, indem sie auf Begleitsymptome oder die Ursachen der Neuropathie abzielt. Bei einer kleinen Faserneuropathie sollte, wenn identifizierbar, die Behandlung der zugrundeliegenden Erkrankung im Vordergrund stehen. [s42] Da die Studienlage für spezifische Medikamente zur Behandlung der Schmerzen bei dieser Neuropathieform begrenzt ist, orientiert sich die Therapie an den allgemeinen Empfehlungen für neuropathische Schmerzen. [s42] Dies verdeutlicht, wie wichtig eine gründliche Diagnostik ist, um die optimale Therapie zu finden. Sollten beispielsweise bei einer Polyneuropathie aufgrund eines Vitamin-B12-Mangels neben der Schmerztherapie nicht auch Vitamin B12 substituiert werden, wäre die Behandlung unvollständig. Neben der Behandlung der Schmerzen selbst können weitere Medikamente erforderlich sein, um beispielsweise Magen-Darm-Probleme, die durch einige Schmerzmittel, besonders in Kombination mit nichtsteroidalen Antirheumatika, auftreten können, zu behandeln. [s43] Ein Beispiel hierfür wäre die zusätzliche Gabe eines Magenschutzes bei der

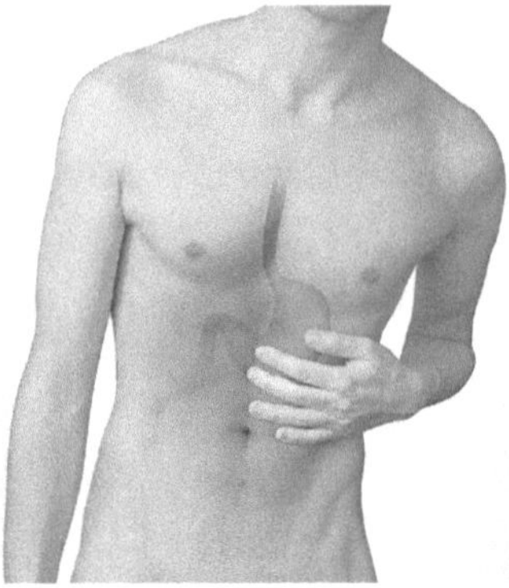

Magen [i7]

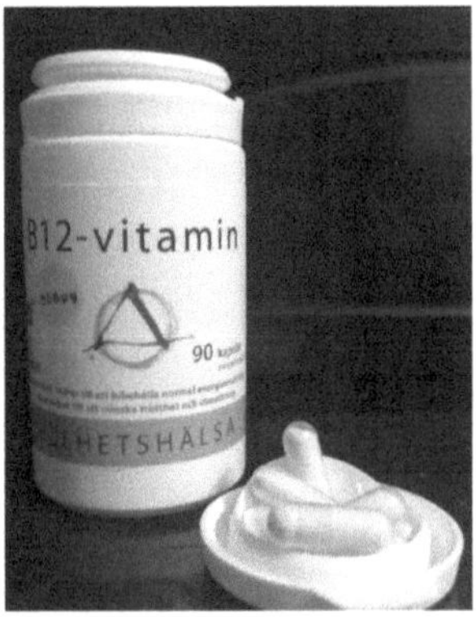

Vitamin B12 [i8]

Einnahme von nichtsteroidalen Antirheumatika. Auch Antidepressiva, häufig bei Nervenschmerzen eingesetzt, können Nebenwirkungen wie Mundtrockenheit, Gewichtszunahme oder Schläfrigkeit verursachen. [s44] Diese Begleiterscheinungen können die Lebensqualität zusätzlich beeinträchtigen und sollten daher ebenfalls behandelt werden. Mögliche Maßnahmen sind Anpassung der Dosierung, Wechsel des Medikaments oder die Gabe weiterer Medikamente, um die Nebenwirkungen zu lindern. Wichtig ist, dass die gewählte Schmerztherapie über einen längeren Zeitraum konsistent angewendet wird, bevor die Wirksamkeit abschließend beurteilt wird. Studien zeigen, dass eine Schmerzlinderung

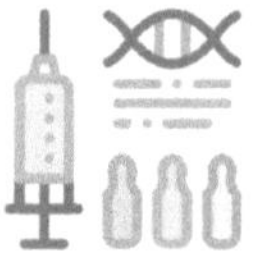

auch erst nach Monaten eintreten kann, ohne dass die Medikation verändert wurde. [s45] So kann eine Therapie, die initial unwirksam erscheint, bei längerer Anwendung doch noch zu einer Besserung führen. Geduld und eine enge Zusammenarbeit mit dem behandelnden Arzt sind daher essentiell für den Therapieerfolg. Es ist auch zu beachten, dass selbst bei einer maximalen Therapie die durchschnittliche Dauer bis zu einer 50%igen Schmerzlinderung 15 Monate betragen kann. [s45] Dieser lange Zeitraum unterstreicht die Notwendigkeit einer umfassenden Betreuung und Begleitung des Patienten während der Behandlung. Auch das Ausprobieren verschiedener Antidepressiva kann sinnvoll sein, da das Versagen eines Wirkstoffes nicht zwangsläufig bedeutet, dass andere Antidepressiva ebenfalls unwirksam sind. [s44] Die Therapie sollte also individuell angepasst und gegebenenfalls optimiert werden.

Gut zu wissen

Antidepressiva

Antidepressiva werden häufig zur Behandlung von Nervenschmerzen eingesetzt, auch wenn keine Depression vorliegt. Sie beeinflussen die Schmerzweiterleitung im Nervensystem. Nebenwirkungen wie Mundtrockenheit oder Gewichtszunahme können auftreten.

Kleine Faserneuropathie

Eine Form der Polyneuropathie, die die kleinen Nervenfasern betrifft und häufig mit brennenden Schmerzen, Taubheitsgefühlen und Kribbeln einhergeht. Die Behandlung konzentriert sich auf die zugrunde liegende Ursache und die Schmerztherapie.

Nichtsteroidale Antirheumatika

Nichtsteroidale Antirheumatika (NSAR) sind Schmerzmittel, die Entzündungen hemmen. Sie können bei Nervenschmerzen eingesetzt werden, bergen aber das Risiko von Magen-Darm-Problemen. Daher wird oft zusätzlich ein Magenschutz empfohlen.

Adjuvante Medikamente gegen neuropathische Schmerzen

Gängige adjuvante Medikamente gegen Neuropathie.

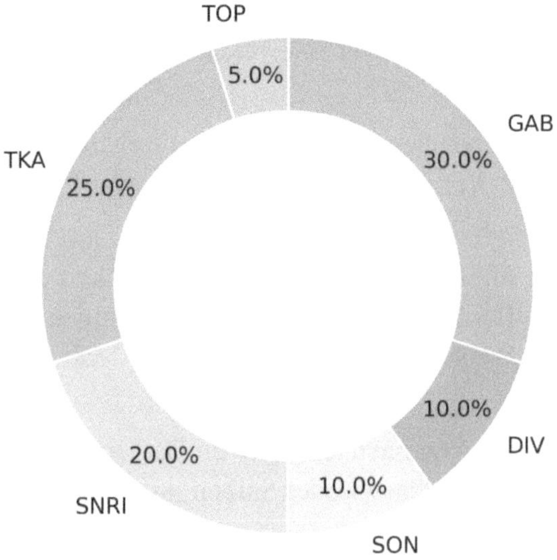

DIV: Sonstige Antikonvulsiva (z. B. Carbamazepin)	GAB: Gabapentinoide (z. B. Gabapentin, Pregabalin)
SNRI: SNRIs (z. B. Duloxetin, Venlafaxin)	SON: Verschiedene (z. B. Muskelrelaxantien, Cannabinoide)
TKA: Trizyklische Antidepressiva (z. B. Amitriptylin)	TOP: Topische Behandlungen (z. B. Lidocain-Pflaster)

Antidepressiva und Antikonvulsiva stellen einen bedeutenden Teil der adjuvanten Schmerztherapie dar, was ihre Rolle bei der Modulation von Nervenschmerzsignalen unterstreicht. Gabapentinoide scheinen innerhalb der Kategorie der Antikonvulsiva eine bevorzugte Wahl zu sein, während andere Medikamentenklassen zu einem individualisierten Ansatz beitragen, der sich mit spezifischen Aspekten neuropathischer Schmerzen wie Schlafstörungen oder lokalisierten Beschwerden befasst.

Konkrete Ratschläge

- Überprüfen Sie die Wirksamkeit Ihrer aktuellen Medikamente anhand konkreter, messbarer Ziele, wie z.B. der zurückgelegten Gehstrecke ohne Schmerzen.
- Diskutieren Sie mit Ihrem Arzt über die Möglichkeit, die Medikamenteneinnahme auf den Tag zu verteilen, um einen konstanten Wirkstoffspiegel zu erreichen und nächtliche Schmerzen zu reduzieren.
- Erwägen Sie, neben der medikamentösen Behandlung komplementäre Verfahren wie Akupunktur oder Physiotherapie in Ihre Therapie zu integrieren.
- Sprechen Sie mit Ihrem Arzt über die Möglichkeit einer schrittweisen Dosisreduktion bereits eingenommener Medikamente, um mögliche Wechselwirkungen mit neuen Medikamenten zu minimieren.
- Fragen Sie Ihren Arzt nach alternativen Darreichungsformen Ihrer Medikamente, z.B. Pflaster oder Salben, um die Verträglichkeit zu verbessern.
- Informieren Sie sich über die neuesten Forschungsergebnisse zu Medikamenten gegen neuropathische Schmerzen und besprechen Sie diese mit Ihrem Arzt.
- Erstellen Sie gemeinsam mit Ihrem Arzt einen individuellen Therapieplan, der Ihre persönlichen Bedürfnisse und Lebensumstände berücksichtigt.
- Reflektieren Sie regelmäßig den Einfluss Ihrer Medikamente auf Ihre Lebensqualität und sprechen Sie offen mit Ihrem Arzt über mögliche Verbesserungsvorschläge.
- Scheuen Sie sich nicht, eine zweite ärztliche Meinung einzuholen, wenn Sie mit der aktuellen medikamentösen Behandlung nicht zufrieden sind.

2. 2 Physikalische Therapie

Physikalische Therapie bietet bei Polyneuropathie und Nervenschmerzen vielfältige Möglichkeiten, die körperliche Funktion zu verbessern und Schmerzen zu lindern. Kraft und Beweglichkeit können durch gezielte Übungen gesteigert, Muskelschwund und Verspannungen vorgebeugt werden. Alltagsaktivitäten lassen sich so oft wieder leichter bewältigen. Die Therapie umfasst verschiedene Ansätze, von gezieltem Krafttraining über Gleichgewichtsübungen bis hin zu Wärme- und Elektrotherapie. Jeder Ansatz adressiert spezifische Probleme, die durch die Erkrankung entstehen können. Die richtige Kombination und Durchführung der Maßnahmen ist entscheidend für den Therapieerfolg. Lesen Sie weiter, um mehr über die verschiedenen Methoden der physikalischen Therapie und deren Anwendung bei Polyneuropathie zu erfahren.

Bewegungstherapie bei Polyneuropathie lindert nicht nur Symptome, sondern unterstützt Betroffene umfassend im Umgang mit der Erkrankung durch Verbesserung von Kraft, Funktion und Alltagsbewältigung.

Bewegungstherapie

Bewegungstherapie umfasst verschiedene Ansätze, die darauf abzielen, die durch Polyneuropathie und Nervenschmerzen verursachten Beeinträchtigungen zu minimieren und die Lebensqualität zu verbessern. Physikalische Therapie hilft, die allgemeine Kraft und Funktion zu steigern [s46]. Ergotherapie wiederum konzentriert sich auf die Bewältigung alltäglicher Aktivitäten [s47]. Bewegungstherapie dient nicht nur der Symptombehandlung, sondern bietet auch umfassende Unterstützung im Umgang mit der Erkrankung [s48]. Ein multimodales Trainingsprogramm, bestehend aus aeroben Übungen, Widerstandstraining und Gleichgewichtsübungen, kann die körperliche Fitness verbessern und neuropathische Symptome lindern [s49]. Wie bei einem Patienten mit diabetischer peripherer Neuropathie, können durch regelmäßiges Gehen und Krafttraining im Fitnessstudio sowohl die Ausdauer als auch die Muskelkraft gesteigert und Schmerzen reduziert werden. Dabei ist es wichtig, die Belastungsgrenze des Gewebes nicht zu überschreiten [s49]. Die Therapie sollte stets unter Aufsicht eines qualifizierten Therapeuten erfolgen, der die Übungen an die individuellen Bedürfnisse anpasst und die sichere Durchführung überwacht [s49]. Durch die frühzeitige Integration von Bewegungstherapie und gegebenenfalls unterstützenden Hilfsmitteln kann Muskelverspannungen und Muskelschwund vorgebeugt werden [s50].

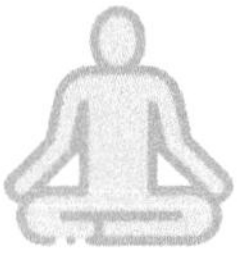

Gleichgewichtsübungen

Gleichgewichtsübungen verbessern die Körperstabilität und reduzieren das Sturzrisiko, was besonders bei Polyneuropathie wichtig ist.

Multimodales Trainingsprogramm

Ein multimodales Trainingsprogramm kombiniert verschiedene Trainingsformen wie Ausdauer-, Kraft- und Gleichgewichtstraining, um einen umfassenden positiven Effekt auf die körperliche Funktion und die Schmerzsymptomatik zu erzielen.

Muskelschwund

Muskelschwund (Atrophie) bezeichnet den Abbau von Muskelmasse und -kraft. Bei Polyneuropathie kann dies durch die Schädigung der Nerven, die die Muskeln versorgen, entstehen.

Muskelverspannungen

Muskelverspannungen sind schmerzhafte Verhärtungen der Muskulatur, die durch Fehlbelastungen, Stress oder Schonhaltungen entstehen können.

Physikalische Therapie

Die Physikalische Therapie nutzt physikalische Reize wie Wärme, Kälte, Elektrizität oder Ultraschall, um Schmerzen zu lindern, die Durchblutung zu fördern und die Beweglichkeit zu verbessern. Sie kann auch Massagen und manuelle Therapie umfassen.

Elektrotherapie

Elektrotherapie bietet verschiedene Verfahren zur Behandlung von Polyneuropathie und Nervenschmerzen, deren Wirksamkeit jedoch kontrovers diskutiert wird [s51]. Transkutane elektrische Nervenstimulation (TENS) nutzt niederfrequente elektrische Impulse, die über Elektroden auf der Haut appliziert werden, um die Schmerzweiterleitung zu beeinflussen und die körpereigene Schmerzhemmung zu aktivieren. Ein Patient mit chronischen Schmerzen im Fußbereich könnte durch TENS eine Schmerzlinderung erfahren, die ihm ermöglicht, alltägliche Aktivitäten wieder besser auszuführen. Interferenzstromtherapie verwendet mittelfrequente Wechselströme, die im Körper interferieren und so tiefer liegende Gewebeschichten erreichen sollen. Diese Therapieform zielt auf eine Verbesserung der Durchblutung, eine Reduktion von Schwellungen und eine Schmerzlinderung ab. Elektrische Muskelstimulation (EMS) dient der Kräftigung geschwächter Muskulatur durch gezielte elektrische Impulse, die Muskelkontraktionen auslösen. Dies kann bei Polyneuropathie-bedingtem Muskelschwund hilfreich sein, um die Muskelfunktion zu erhalten oder wiederherzustellen. Obwohl positive Effekte der Elektrotherapie in einigen Studien beobachtet wurden, gibt es auch Untersuchungen, die keine signifikanten Verbesserungen im Vergleich zu Placebo oder anderen Therapieformen zeigen [s51]. Die Auswahl der geeigneten Elektrotherapiemethode sollte daher individuell in Absprache mit einem Arzt oder Therapeuten erfolgen und an den spezifischen Symptomen und Bedürfnissen des Patienten ausgerichtet sein. Die Behandlungsdauer und -intensität werden ebenfalls angepasst, um optimale Ergebnisse zu erzielen und mögliche Nebenwirkungen zu minimieren.

Elektrische Muskelstimulation

EMS stimuliert die Muskeln durch elektrische Impulse. Das kann helfen, Muskelschwäche und -abbau, die durch Polyneuropathie verursacht werden, entgegenzuwirken. Durch die Stimulation werden die Muskeln kontrahiert, was den Erhalt oder die Verbesserung der Muskelfunktion und -kraft fördert.

Interferenzstromtherapie

Die Interferenzstromtherapie nutzt mittelfrequente Wechselströme, die sich im Körper überlagern. Diese Therapieform kann die Durchblutung fördern und so die Regeneration der Nerven unterstützen. Bei Polyneuropathie kann dies dazu beitragen, Schmerzen und Missempfindungen zu reduzieren.

Transkutane elektrische Nervenstimulation

Bei TENS werden Elektroden auf die Haut geklebt, um leichte Stromimpulse an die Nerven zu senden. Das kann helfen, die Schmerzsignale zu blockieren, die vom geschädigten Nerven zum Gehirn gesendet werden und so die Schmerzen zu lindern. TENS kann bei verschiedenen Arten von Nervenschmerzen, einschließlich denen bei Polyneuropathie, eingesetzt werden.

Wirksamkeit der Elektrostimulation bei peripherer Neuropathie-Schmerzen

Schmerzlinderung nach Stimulationsarten

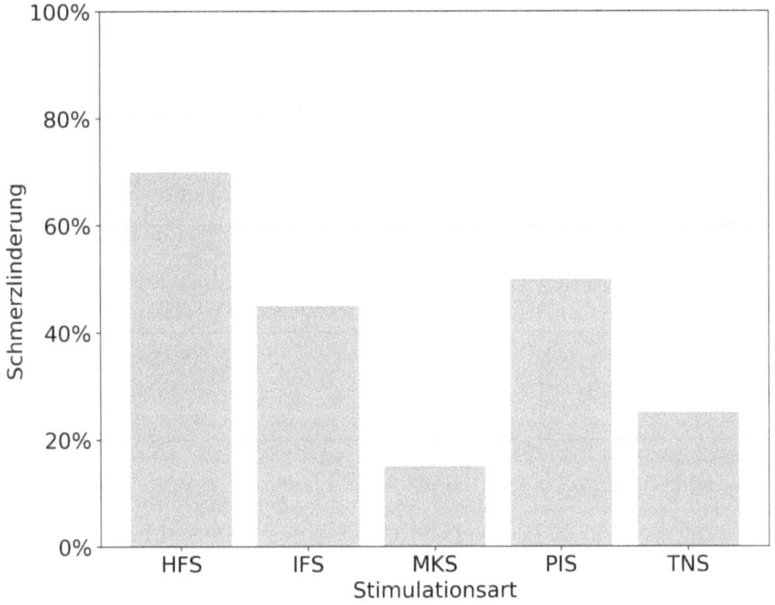

HFS: Hochfrequenzstimulation

IFS: Interferenzstrom

MKS: Mikrostromstimulation

PIS: Pulsstrom

TNS: Transkutane elektrische Nervenstimulation

TNS scheint eine leichte Schmerzlinderung zu bieten. Interferenzstrom und Pulsstrom zeigen ein größeres Potenzial zur Schmerzlinderung, aber die individuellen Reaktionen können variieren. Hochfrequenzstimulation scheint aufgrund dieser Daten am vielversprechendsten zu sein, aber weitere Studien sind erforderlich, um diese Ergebnisse zu bestätigen und optimale Parameter zu bestimmen.

Wärmeanwendungen

Wärmeanwendungen können bei Polyneuropathie und den damit verbundenen Nervenschmerzen Linderung verschaffen. Oberflächliche Wärme, etwa durch Wärmflaschen oder Heizkissen, kann die Muskulatur entspannen und so die Beschwerden lindern [s52]. Tiefe Wärme, die mit Ultraschall oder Mikrowellen erzeugt wird, kann tiefer in das Gewebe eindringen und dort die Durchblutung fördern, was die Heilungsprozesse unterstützen kann [s52]. Ein Patient mit schmerzhaften Füßen könnte unter anderem durch ein warmes Fußbad Erleichterung erfahren. Die Kombination von Wärmeanwendungen mit anderen physikalischen Therapieformen wie tens kann die schmerzlindernde Wirkung verstärken [s52]. Wichtig ist jedoch, die Temperatur der Anwendung an die individuelle Empfindlichkeit anzupassen, um Verbrennungen zu vermeiden. Bei akuten Entzündungen oder offenen Wunden sollte auf Wärmeanwendungen verzichtet werden.

Wirksamkeit der Wärmetherapie bei Neuropathie

Wirksamkeit der Wärmetherapie bei Neuropathie basierend auf Temperatur und Dauer.

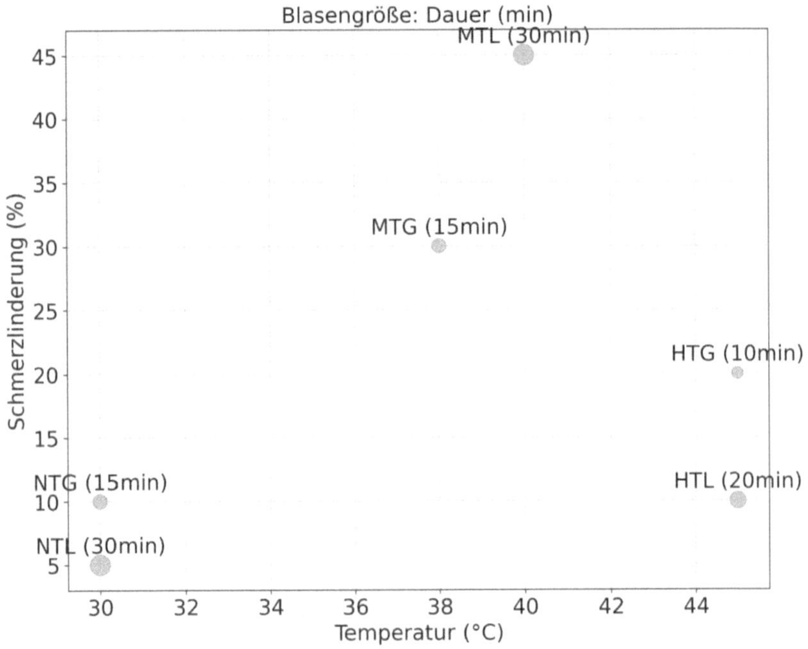

Blasengröße: Dauer (min)

HTG: Hohe Wärme - Kurz

MTG: Mäßige Wärme - Kurz

NTG: Niedrige Wärme - Kurz

HTL: Hohe Wärme - Lang

MTL: Mäßige Wärme - Lang

NTL: Niedrige Wärme - Lang

Mäßige Wärme, die für kürzere Zeit angewendet wird, wird im Allgemeinen gut vertragen und lindert die Schmerzen etwas. Längere Anwendungen bei mäßigen Temperaturen und jede Dauer bei hohen Temperaturen erhöhen das Risiko von Verbrennungen und können die Schmerzen möglicherweise verschlimmern. Niedrige Temperaturen bieten unabhängig von der Dauer nur minimalen Nutzen.

Konkrete Ratschläge

- Integrieren Sie spielerische Elemente wie einen Ball oder ein Balance-Kissen in Ihre Übungen, um die Motivation zu steigern und die Therapie abwechslungsreicher zu gestalten.
- Nutzen Sie die Kraft des Wassers: Führen Sie Ihre Bewegungstherapie im Schwimmbad durch, um Gelenke zu entlasten und die Beweglichkeit zu verbessern.
- Variieren Sie Ihre Gehstrecke und das Gelände, um Ihre Muskulatur unterschiedlich zu fordern und neue Reize zu setzen.
- Trainieren Sie Ihre Koordination durch Tanzen oder Tai-Chi, um die Körperwahrnehmung zu verbessern und die Sturzgefahr zu minimieren.
- Entwickeln Sie gemeinsam mit Ihrem Therapeuten ein individuelles Übungsprogramm für zu Hause, das auf Ihren spezifischen Bedürfnissen basiert und regelmäßig angepasst wird.
- Setzen Sie sich realistische Ziele für Ihre körperliche Aktivität und steigern Sie die Belastung langsam und schrittweise.
- Visualisieren Sie Ihre Fortschritte, indem Sie beispielsweise Fotos oder Videos von Ihren Übungen machen und diese mit früheren Aufnahmen vergleichen.
- Belohnen Sie sich für erreichte Therapieziele, um die Motivation zu erhalten und den Therapieerfolg positiv zu verstärken.
- Tauschen Sie sich mit anderen Betroffenen über Ihre Erfahrungen mit der Bewegungstherapie aus und lassen Sie sich von deren Erfolgen inspirieren.
- Integrieren Sie die Bewegungstherapie in Ihren Alltag, indem Sie beispielsweise kurze Spaziergänge in Ihre Mittagspause einbauen oder die Treppe statt des Aufzugs benutzen.

2. 3 Ergänzende Heilmethoden

Ergänzende Heilmethoden bieten neben der Standardtherapie vielfältige Möglichkeiten, die Beschwerden einer Polyneuropathie zu lindern. Von Akupunktur über Ernährungsstrategien bis hin zu pflanzlichen Heilmitteln und Entspannungstechniken reicht das Spektrum der Verfahren, die auf die körpereigene Schmerzregulation und das allgemeine Wohlbefinden wirken sollen. Die Wirksamkeit dieser Ansätze ist jedoch nicht immer eindeutig belegt und erfordert eine sorgfältige Abwägung im individuellen Fall. Die Anwendung dieser Methoden birgt sowohl Chancen als auch Herausforderungen. Während positive Effekte auf Schmerzintensität, Lebensqualität und Nervenfunktion berichtet werden, ist die Studienlage oft uneinheitlich und weitere Forschung notwendig. Die Wahl der passenden Therapie sollte stets in Absprache mit einem erfahrenen Arzt oder Therapeuten erfolgen, um die individuellen Bedürfnisse und den aktuellen Wissensstand zu berücksichtigen. Erfahren Sie in diesem Kapitel mehr über die verschiedenen ergänzenden Behandlungsmethoden und wie sie Ihnen helfen können, Ihre Polyneuropathie und Nervenschmerzen besser zu bewältigen.

Obwohl vielversprechende Ergebnisse einzelner Studien zu Akupunktur und anderen naturheilkundlichen Ansätzen bei Polyneuropathie vorliegen, ist die Evidenzlage oft uneinheitlich und weiterer Forschungsbedarf besteht. Eine individuelle Beratung durch qualifizierte Therapeuten ist daher unerlässlich, um die passende Kombination ergänzender Therapien zu finden und in den Gesamtbehandlungsplan zu integrieren.

Akupunktur

Akupunktur, eine seit Langem etablierte Behandlungsmethode, findet auch bei Polyneuropathie und Nervenschmerzen Anwendung. Durch das Einführen dünner Nadeln an bestimmten Körperstellen soll die körpereigene Schmerzregulation beeinflusst werden [s53] [s54]. Ein möglicher Wirkmechanismus ist die Freisetzung von Endorphinen, welche die Schmerzweiterleitung im zentralen Nervensystem beeinflussen können [s53] [s54]. Akupunktur wird häufig als ergänzende Therapie, also in Kombination mit anderen Behandlungsansätzen, eingesetzt [s53] [s55]. Sie gilt als minimal-invasive Methode und wird in einigen Fällen als dritte Therapielinie bei Schmerzen empfohlen [s56]. Die Studienlage zur Wirksamkeit von Akupunktur bei Polyneuropathie ist jedoch uneinheitlich. Während einige Studien, darunter eine mit 46 Patienten, positive Ergebnisse zeigen und von einer klinisch signifikanten Verbesserung der Symptome bei 77% der Teilnehmer berichten [s53], weisen andere Studien auf methodische Mängel und geringe Stichprobengrößen hin [s53] [s57]. So zeigte eine Pilotstudie, die verschiedene traditionelle Akupunkturmethoden verglich, zwar, dass eine bestimmte Methode eine stärkere Schmerzlinderung erzielte, dennoch ist die Evidenzlage insgesamt begrenzt [s53]. Auch bei Chemotherapie-induzierter peripherer Neuropathie (CIPN) gibt es erste Hinweise auf positive Effekte von Akupunktur. Eine Pilotstudie mit 40 Frauen, die eine Chemotherapie erhielten, zeigte signifikante Verbesserungen neuropathischer Schmerzen und sensorischer Symptome nach achtwöchiger Akupunkturbehandlung [s58]. Trotz dieser vielversprechenden Ergebnisse sind größere, randomisierte kontrollierte Studien notwendig, um die Wirksamkeit von Akupunktur bei verschiedenen Formen der Neuropathie und Nervenschmerzen eindeutig zu belegen [s53] [s59] [s58]. Auch zur Sicherheit der Akupunktur liegen noch nicht genügend Daten vor, um eine umfassende Nutzen-Risiko-Bewertung vorzunehmen [s57].

Die Qualität der verfügbaren Evidenz wird aufgrund von möglichen Verzerrungen und kleinen Stichprobengrößen als gering eingestuft [s57]. Es gibt Hinweise darauf, dass Akupunktur in Kombination mit anderen Therapien zu einer geringeren Schmerzintensität und verbesserter Lebensqualität beitragen könnte, jedoch ist auch hier die Evidenzlage noch unzureichend [s57]. Akupunktur kann die Nervenleitungsparameter sowohl bei sensorischen als auch motorischen Nerven verbessern [s59]. Meta-Analysen zeigen zwar eine Überlegenheit von Akupunktur gegenüber Kontrollbehandlungen bei neuropathischen Symptomen [s59], jedoch besteht weiterhin Bedarf an rigoroseren Studien mit Placebo-Kontrollen, um die Effekte und die optimale Anwendung von Akupunktur besser zu charakterisieren [s59]. Patienten mit diabetischer Polyneuropathie könnten Akupunktur als zusätzliche Therapieoption in Betracht ziehen, da sie als sicher gilt [s53]. Trotz der bestehenden Unsicherheiten in der Studienlage kann Akupunktur für einige Betroffene eine Möglichkeit darstellen, chronische neuropathische Schmerzen zu lindern und die Lebensqualität zu verbessern [s55] [s56]. Um die individuell passende Akupunkturmethode zu finden, ist es ratsam, verschiedene Herangehensweisen und die Erfahrung von qualifizierten Therapeuten zu berücksichtigen.

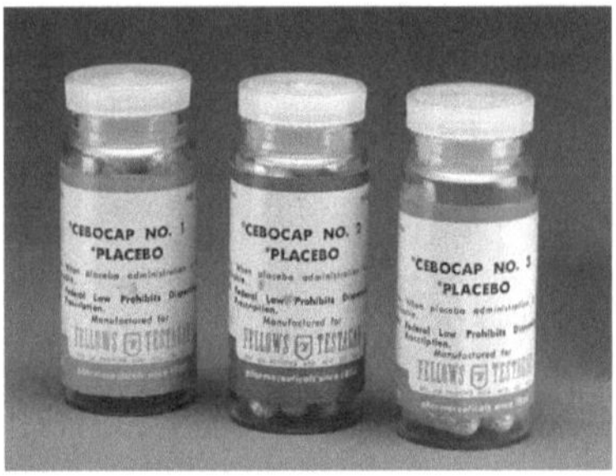

Placebo [i9]

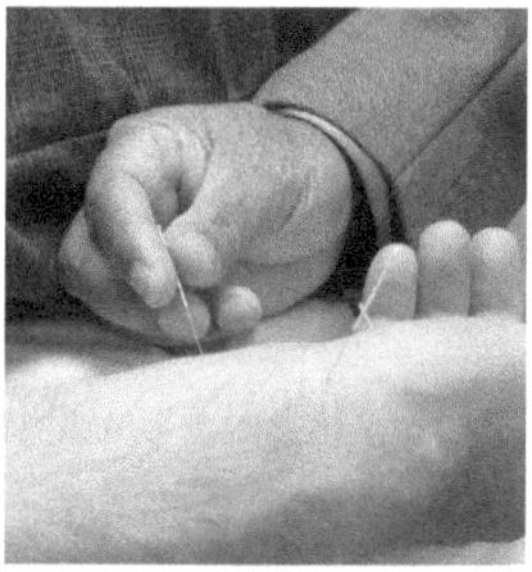

Akupunkturnadel [i10]

Gut zu wissen

Akupunktur

Akupunktur kann bei Polyneuropathie dazu beitragen, die Durchblutung in den betroffenen Nerven zu verbessern und die Freisetzung von Endorphinen zu fördern, was zu einer Schmerzlinderung führen kann.

Chemotherapie-induzierte periphere Neuropathie

CIPN ist eine häufige Nebenwirkung einer Chemotherapie, die zu Nervenschmerzen und anderen neurologischen Problemen führen kann. Akupunktur kann helfen, diese Symptome zu lindern.

Endorphine

Endorphine sind körpereigene Botenstoffe, die schmerzlindernd und stimmungsaufhellend wirken. Sie können durch Akupunktur freigesetzt werden und so zur Linderung von Nervenschmerzen beitragen.

Meta-Analyse

Eine Meta-Analyse ist eine statistische Methode, die die Ergebnisse mehrerer Studien zu einem bestimmten Thema zusammenfasst, um eine umfassendere Aussage über die Wirksamkeit einer Behandlung zu treffen.

Placebo

Ein Placebo ist eine Scheinbehandlung, die keine medizinisch wirksamen Substanzen enthält. Sie wird in Studien verwendet, um die tatsächliche Wirksamkeit einer Behandlung zu überprüfen.

Verteilung der Akupunkturpunkte bei Polyneuropathie

Typische Verteilung der Akupunkturpunkte zur Behandlung von Polyneuropathie.

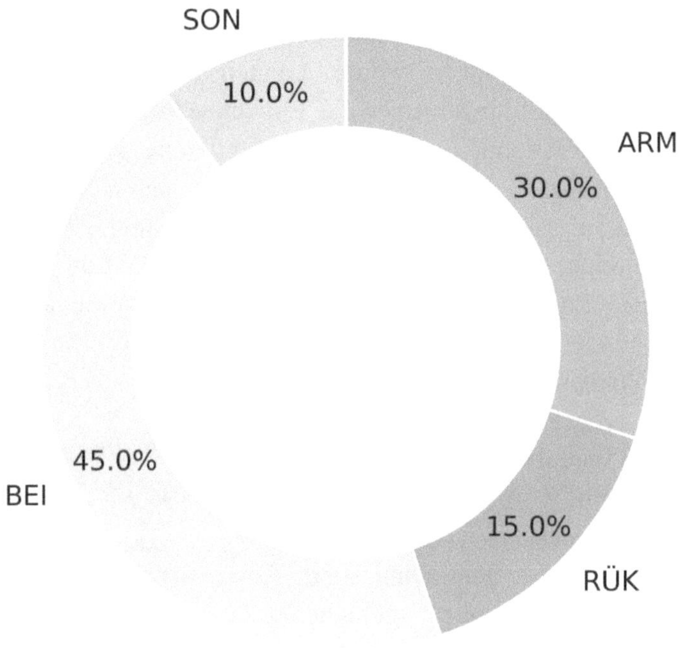

ARM: Obere Extremitäten (Arme und Hände)

BEI: Untere Extremitäten (Beine und Füße)

RÜK: Rücken und Rumpf

SON: Sonstige (Kopf, Ohren)

Diese Grafik zeigt die relative Gewichtung der verschiedenen Körperregionen bei der Akupunkturbehandlung von Polyneuropathie. Der größte Anteil der Punkte befindet sich an den unteren Extremitäten, was die häufige Symptomatik in Füßen und Beinen widerspiegelt. Eine beträchtliche Anzahl von Punkten wird auch an Händen und Armen verwendet, um möglicherweise die Beteiligung der oberen Extremitäten zu behandeln. Punkte am Rücken und Rumpf tragen zwar zur Gesamtbehandlung bei, stellen aber einen kleineren Teil der gesamten Punktauswahl dar, was auf einen gezielteren Ansatz hindeutet, der sich auf die peripheren Nerven konzentriert.

Naturheilkundliche Ansätze

Naturheilkundliche Ansätze bieten eine Reihe von Möglichkeiten, die Beschwerden einer Polyneuropathie zu lindern. Neben der Akupunktur, die bereits im vorherigen Abschnitt erläutert wurde, können verschiedene Strategien, von Ernährungsumstellungen über die Einnahme bestimmter Nährstoffe bis hin zu körperorientierten Verfahren, Linderung verschaffen [s60]. Eine Anpassung der Ernährungsgewohnheiten kann den Krankheitsverlauf positiv beeinflussen [s60]. So kann z.B. der Fokus auf vitaminreiche Lebensmittel und eine Reduktion von stark verarbeiteten Produkten einen Beitrag zur Verbesserung des Allgemeinbefindens leisten [s61].

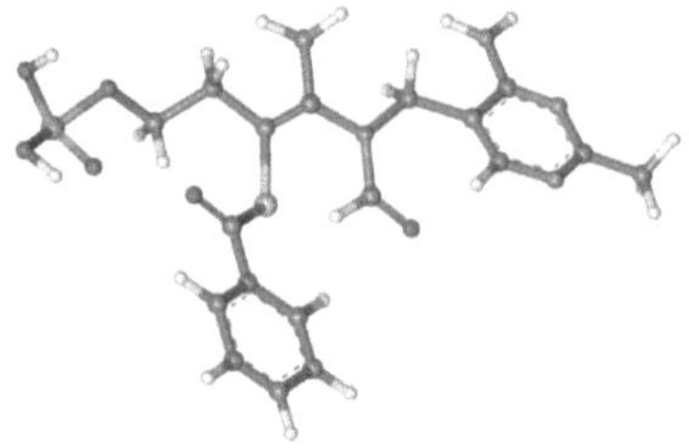

Benfotiamin [i12]

Ergänzend können Mikronährstoffe in Erwägung gezogen werden. B-Vitamine, Vitamin D, Alpha-Liponsäure und Acetyl-L-Carnitin werden mit einer potenziellen Verbesserung neuropathischer Symptome in Verbindung gebracht [s62] [s60]. Alpha-Liponsäure zeigte in Studien positive Effekte und kann als Therapieoption angeführt werden [s62]. Acetyl-L-Carnitin wirkt sich möglicherweise positiv auf die Nervenleitgeschwindigkeit und Schmerzintensität aus, vergleichende Studien mit etablierten Behandlungen sind jedoch notwendig [s62]. Auch Benfotiamin, ein weiteres Vitamin-B-Derivat, wird im Zusammenhang mit einer Linderung der Beschwerden diskutiert [s62]. Die Evidenzlage für diese Substanzen ist jedoch unterschiedlich stark ausgeprägt und weitere Forschung ist erforderlich.

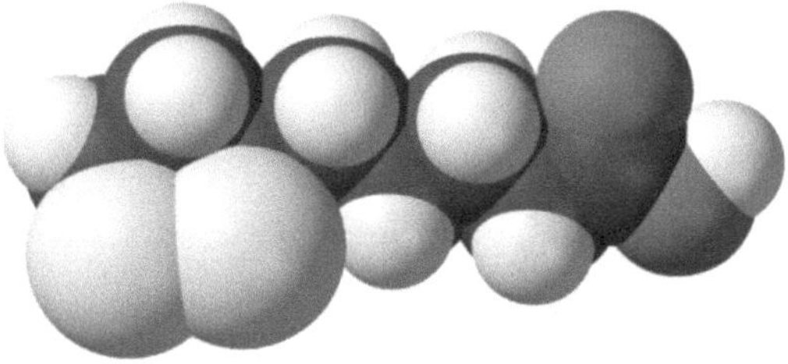

Alpha-Liponsäure [i11]

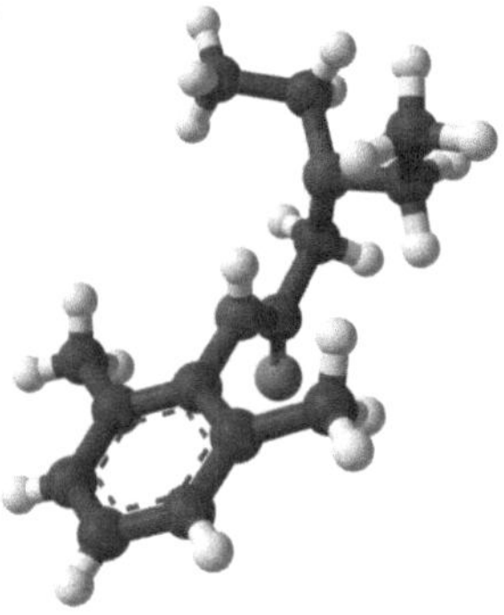

Lidocain [i14]

Neben diesen nährstoffbasierten Ansätzen finden auch physikalische Therapien und Entspannungstechniken Anwendung. Yoga und Meditation werden zur Behandlung von Langzeitfolgen eingesetzt und können positiv auf die Symptomwahrnehmung wirken [s63]. Zusätzlich können pflanzliche Heilmittel in Betracht gezogen werden [s63]. Diese werden traditionell zur Behandlung verschiedener Beschwerden eingesetzt und bieten möglicherweise auch bei neuropathischen Schmerzen Linderung [s64]. Die Wirkmechanismen pflanzlicher Präparate sind vielfältig und umfassen unter anderem antioxidative, entzündungshemmende und neuroprotektive Eigenschaften [s64]. Capsaicin, der Scharfstoff in Chili, könnte ebenfalls Schmerzen lindern, besonders in höheren Konzentrationen [s62]. Lidocain-Pflaster bieten eine weitere Möglichkeit der lokalen Schmerztherapie und können sowohl die Schmerzintensität als auch die Lebensqualität verbessern [s62]. Es ist wichtig zu betonen, dass naturheilkundliche Ansätze individuell unterschiedlich wirken können. Die optimale Kombination von Ernährung, Nährstoffen, körperorientierten Verfahren und pflanzlichen Mitteln sollte im

Gespräch mit einem erfahrenen Therapeuten oder Arzt gefunden werden.

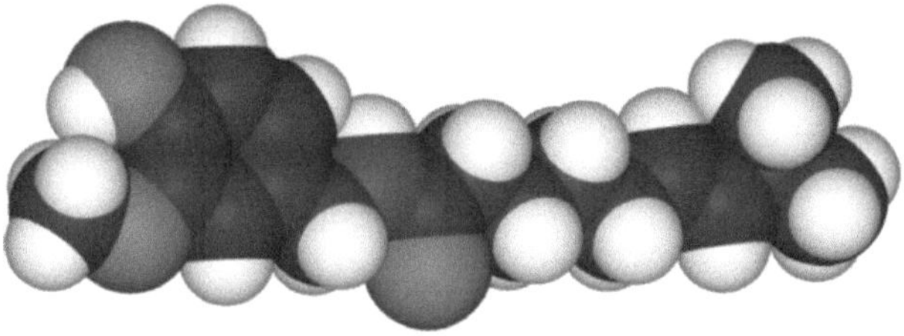

Capsaicin [i13]

Gut zu wissen

Acetyl-L-Carnitin

Acetyl-L-Carnitin spielt eine Rolle bei der Energieproduktion in den Nervenzellen und kann die Nervenregeneration fördern, was bei Polyneuropathie die Nervenleitgeschwindigkeit verbessern und Schmerzen lindern kann.

Alpha-Liponsäure

Alpha-Liponsäure ist ein Antioxidans, das Nervenschäden durch oxidativen Stress reduziert und die Nervenfunktion verbessert, was bei Polyneuropathie zu einer Linderung der Symptome führen kann.

Benfotiamin

Benfotiamin ist eine fettlösliche Form von Vitamin B1, die die Nervenfunktion unterstützt und Nervenschäden entgegenwirken kann, was bei Polyneuropathie die Symptome lindern kann.

Capsaicin

Capsaicin, der Scharfstoff in Chili, desensibilisiert Nervenenden und kann so Schmerzen bei Polyneuropathie lindern, indem es die Schmerzweiterleitung blockiert.

Mikronährstoffe

Mikronährstoffe wie bestimmte Vitamine und Mineralstoffe können die Nervenfunktion unterstützen und so bei Polyneuropathie helfen, die Nervenschäden zu begrenzen und die Regeneration zu fördern.

Wirksamkeit naturheilkundlicher Ansätze

Wirksamkeit verschiedener naturheilkundlicher Ansätze bei Neuropathie.

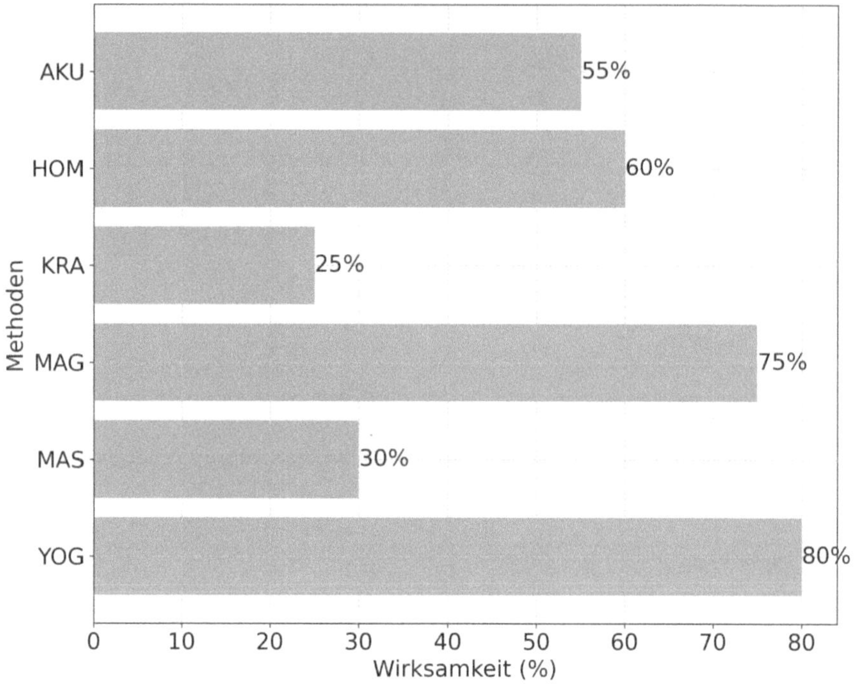

AKU: Akupunktur

HOM: Homöopathie

KRA: Kräutermedizin

MAG: Magnetfeldtherapie

MAS: Massage

YOG: Yoga

Akupunktur und Kräutermedizin zeigen die höchste potenzielle Wirksamkeit, während andere Methoden wie Homöopathie und Magnetfeldtherapie eine geringere potenzielle Wirksamkeit aufweisen. Dies legt nahe, dass Akupunktur und Kräuterheilmittel bei der Betrachtung naturheilkundlicher Behandlungen priorisiert werden sollten, obwohl die individuellen Reaktionen variieren können.

Konkrete Ratschläge

- Erkunden Sie die Welt der Kräutertees und Gewürze: Informieren Sie sich über die schmerzlindernden Eigenschaften von Ingwer, Kurkuma oder Teufelskralle und integrieren Sie diese in Ihren Alltag.
- Entdecken Sie die wohltuende Wirkung von Wickeln und Auflagen mit Heilerde oder Arnika, um lokale Entzündungen zu hemmen und Schmerzen zu lindern.
- Lernen Sie die Grundlagen der Fußreflexzonenmassage und massieren Sie Ihre Füße regelmäßig, um die Durchblutung zu fördern und Nervenimpulse zu stimulieren.
- Tauchen Sie ein in die Welt der Aromatherapie: Verwenden Sie ätherische Öle wie Lavendel oder Rosmarin, um Ihre Stimmung zu heben und Schmerzen zu lindern.
- Erforschen Sie die Möglichkeiten der traditionellen chinesischen Medizin: Neben Akupunktur bieten Verfahren wie Tuina oder Moxibustion weitere Therapieansätze.
- Probieren Sie die sanfte Berührung der Shiatsu-Massage, um Energieblockaden zu lösen und die Selbstheilungskräfte Ihres Körpers zu aktivieren.
- Nutzen Sie die Kraft der Musiktherapie: Erstellen Sie sich eine Playlist mit beruhigenden Klängen und lassen Sie sich von der Musik in einen Zustand tiefer Entspannung tragen.
- Entdecken Sie die Kunst des therapeutischen Singens: Tönen Sie Vokale oder singen Sie einfache Melodien, um Ihre Atmung zu vertiefen und Stress abzubauen.
- Erweitern Sie Ihren Horizont mit der Feldenkrais-Methode: Lernen Sie, Ihre Bewegungen bewusster wahrzunehmen und verbessern Sie Ihre Körperhaltung und Koordination.

Rückblick - 2. Therapeutische Maßnahmen

Die Behandlung von Polyneuropathie und Nervenschmerzen erfordert einen individuellen und vielschichtigen Ansatz. Ein erster wichtiger Schritt ist die fundierte Diagnose der zugrundeliegenden Ursache Ihrer Beschwerden. Sprechen Sie mit Ihrem Arzt über Ihre Symptome, damit er die geeigneten Untersuchungen veranlassen und die optimale Therapie für Sie entwickeln kann. Diese beginnt in der Regel mit einer Monotherapie, also der Behandlung mit einem einzelnen Medikament. Sollten Sie nach einer Testphase von einigen Wochen keine ausreichende Linderung erfahren, kann Ihr Arzt eine Kombinationstherapie in Erwägung ziehen, bei der verschiedene Medikamente mit unterschiedlichen Wirkmechanismen kombiniert werden. Bedenken Sie, dass die Wirksamkeit und Verträglichkeit von Medikamenten individuell sehr unterschiedlich sein kann. Scheuen Sie sich nicht, Ihrem Arzt Ihre Erfahrungen mitzuteilen und gemeinsam nach der bestmöglichen Lösung zu suchen. Neben der medikamentösen Therapie spielen Begleitmedikationen, die auf Begleitsymptome oder die Ursachen der Neuropathie abzielen, eine wichtige Rolle. So kann beispielsweise bei einem Vitamin-B12-Mangel die Substitution dieses Vitamins unerlässlich sein. Auch die Behandlung von Magen-Darm-Problemen, die durch bestimmte Schmerzmittel entstehen können, ist Teil einer ganzheitlichen Therapie.

Neben der medikamentösen Behandlung stehen Ihnen verschiedene nicht-medikamentöse Therapieoptionen zur Verfügung. Bewegungstherapie, bestehend aus Ausdauer-, Kraft- und Gleichgewichtsübungen, kann Ihre körperliche Fitness verbessern, neuropathische Symptome lindern und Muskelverspannungen sowie Muskelschwund vorbeugen. Besprechen Sie mit Ihrem Physiotherapeuten ein individuelles Trainingsprogramm, das auf Ihre Bedürfnisse und körperlichen Möglichkeiten abgestimmt ist. Elektrotherapieverfahren wie TENS, Interferenzstromtherapie oder EMS können ebenfalls zur Schmerzlinderung und Verbesserung der Muskelfunktion beitragen. Auch Wärmeanwendungen, beispielsweise warme Fußbäder oder Heizkissen, können wohltuend wirken und die Muskulatur entspannen. Achten Sie jedoch darauf, die Temperatur der Anwendung an Ihre individuelle Empfindlichkeit anzupassen, um Verbrennungen zu vermeiden.

Ergänzend zu den konventionellen Therapieansätzen können Sie naturheilkundliche Methoden in Betracht ziehen. Akupunktur, eine traditionelle chinesische Heilmethode, kann durch die Stimulation bestimmter Punkte am Körper die körpereigene Schmerzregulation beeinflussen. Ernährungsumstellungen, die Einnahme bestimmter Mikronährstoffe wie B-Vitamine, Vitamin D, Alpha-Liponsäure oder Acetyl-L-Carnitin sowie pflanzliche Heilmittel und Entspannungstechniken wie Yoga oder Meditation können ebenfalls einen Beitrag zur Linderung Ihrer Beschwerden leisten. Diskutieren Sie die verschiedenen Möglichkeiten mit Ihrem Arzt oder einem erfahrenen Therapeuten, um die für Sie passende Kombination zu finden.

Der Weg zur Linderung Ihrer Beschwerden kann mitunter lang und herausfordernd sein. Geduld, eine positive Einstellung und die enge Zusammenarbeit mit Ihrem Behandlungsteam sind entscheidend für den Therapieerfolg. Zögern Sie nicht, verschiedene Therapieansätze auszuprobieren und Ihre Erfahrungen mit Ihrem Arzt zu teilen. Bleiben Sie aktiv in Ihrem Behandlungsprozess und nutzen Sie die vielfältigen Möglichkeiten, die Ihnen zur Verfügung stehen, um Ihre Lebensqualität trotz Polyneuropathie und Nervenschmerzen zu verbessern. Sie haben die Möglichkeit, aktiv Einfluss auf Ihr Wohlbefinden zu nehmen!

3. Ernährung und Stoffwechsel

Haben Sie sich schon einmal gefragt, warum bestimmte Lebensmittel Ihre Nervenschmerzen verstärken können? Unser Körper gleicht einem hochkomplexen Chemielabor, in dem jeder Nährstoff eine präzise Rolle spielt. Die richtige Ernährung kann dabei wie ein Dirigent wirken, der die biochemischen Prozesse harmonisch aufeinander abstimmt. Was wir essen, beeinflusst direkt die Funktionsfähigkeit unserer Nerven und deren Regeneration. Lassen Sie uns gemeinsam entdecken, wie Sie durch gezielte Ernährungsstrategien aktiv Einfluss auf Ihr Wohlbefinden nehmen können.

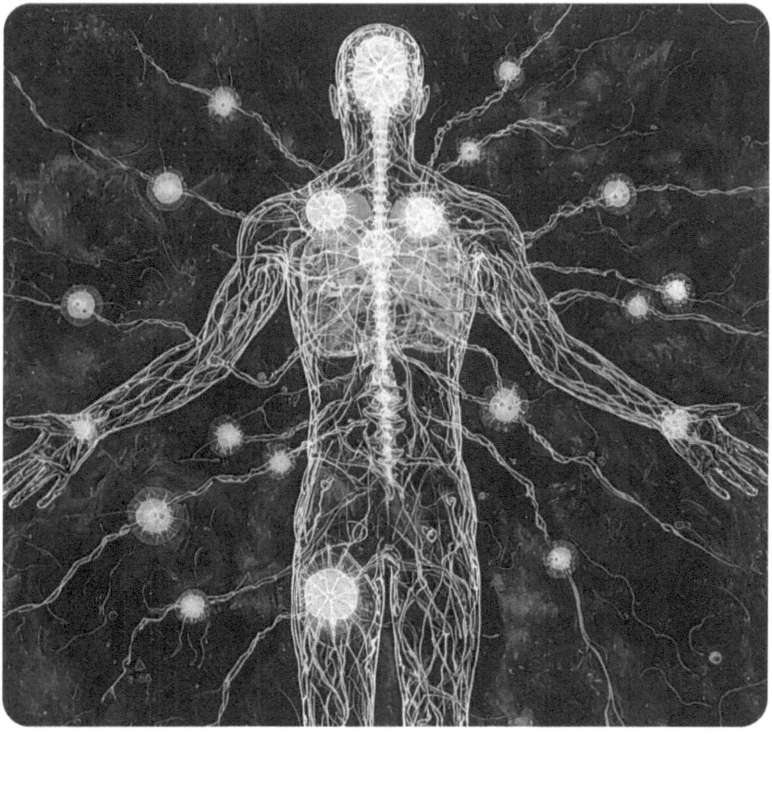

3. 1 Nährstoffversorgung

Nährstoffe spielen eine entscheidende Rolle für die Gesundheit Ihrer Nerven. Bei Polyneuropathie und Nervenschmerzen können sowohl Mangel als auch Überschuss bestimmter Vitamine und Mineralstoffe die Beschwerden beeinflussen. Dies betrifft unter anderem die Nervenregeneration, den Energiestoffwechsel und die Schmerzweiterleitung. Eine unzureichende Versorgung mit essenziellen Nährstoffen kann zu neurologischen Problemen führen, während eine Überdosierung, insbesondere von Vitamin B6, ebenfalls Nervenschäden verursachen kann. Die komplexen Zusammenhänge zwischen Nährstoffversorgung und Nervengesundheit sind daher für Betroffene von Polyneuropathie besonders relevant. Lesen Sie weiter, um die Bedeutung spezifischer Vitamine, Mineralstoffe und Spurenelemente für Ihre Nervengesundheit zu verstehen und wie Sie Ihre Nährstoffversorgung optimieren können.

Sowohl ein Mangel als auch eine Überdosierung von Mikronährstoffen können Nervenschäden verursachen. Eine ausgewogene Ernährung und eine ärztlich kontrollierte Supplementierung sind daher essenziell für die Nervengesundheit.

Vitamine für Nervengesundheit

Vitamine spielen eine wichtige Rolle in der Nervengesundheit und können bei Polyneuropathie und Nervenschmerzen relevant sein. Neurotrope B-Vitamine unterstützen die Nervenregeneration und erhalten die neuronale Vitalität. [s65] Vitamin B1 schützt Nervenzellen vor oxidativem Stress und ist am Energiestoffwechsel beteiligt. [s65] Vitamin B6 ist für den Neurotransmitter-Stoffwechsel wichtig und kann die Freisetzung des neurotoxischen Glutamats hemmen. [s65] Vitamin B12 ist essentiell für die Myelinisierung und den Erhalt der Myelinscheiden, die die Nervenfasern schützen und die Signalübertragung beschleunigen. [s65] Die kombinierte Gabe von B1, B6 und B12 kann synergistisch wirken und die Nervenregeneration effektiver fördern als die einzelnen Vitamine allein. [s65] Ein Mangel an diesen Vitaminen kann zu spezifischen Neuropathien führen. So äußert sich ein Thiaminmangel (Vitamin B1) z.B. in der Beriberi-Krankheit mit Symptomen wie Sensibilitätsverlust, brennenden Schmerzen und Muskelschwäche, beginnend in den Füßen. [s66] Ein Vitamin B12-Mangel kann ebenfalls eine periphere Neuropathie mit sensorischen Störungen in den Füßen und Beteiligung der Extremitäten verursachen. [s66] Ein Vitamin B6-Mangel kann zu Taubheitsgefühlen und brennenden Schmerzen führen, die von den Füßen in Beine und Hände aufsteigen können. [s66] Auch andere Vitamine und Mineralstoffe sind für die Nervengesundheit relevant. Vitamin E wirkt als Antioxidans und schützt Nervenzellen vor Schäden. [s66] Ein Mangel kann zu neurologischen Problemen wie Koordinationsstörungen (Ataxie) und Verlust der propriozeption (Körperwahrnehmung) führen. [s66] Kupfer ist wichtig für die Myelinisierung und Nervenfunktion. [s66] Ein Kupfermangel kann zu Myelopathie (Erkrankung des Rückenmarks) und peripherer Neuropathie mit Gangstörungen und sensorischer Ataxie führen. [s66] Vitamin D spielt eine Rolle bei chronischen Schmerzsyndromen und eine Vitamin-D-Supplementierung kann bei neuropathischen Schmerzen Linderung verschaffen. [s67]

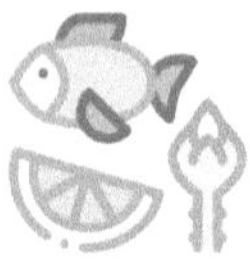

Magnesium wirkt als Antagonist des NMDA-Rezeptors, der an der Schmerzweiterleitung beteiligt ist und wird als potenzielles Therapeutikum bei neuropathischen Schmerzen untersucht. [s67] Während ein Mangel an bestimmten Vitaminen Nervenschäden verursachen kann, kann auch eine übermäßige Zufuhr, besonders von Vitamin B6, zu Neuropathie führen. [s68] Hohe Dosen, oft durch Nahrungsergänzungsmittel, können eine sensorische Neuropathie vom axonalen Typ auslösen. [s68] Nach Absetzen von Vitamin B6 berichten Betroffene von einer Besserung der Symptome. [s68] Eine Supplementierung mit Vitamin B6, auch in Multivitaminpräparaten, in den empfohlenen Tagesdosen, gilt für Patienten mit bestehender Polyneuropathie als unbedenklich. [s68] Allerdings ist die Datenlage zur ursächlichen Beziehung zwischen niedrigen B6-Spiegeln und Polyneuropathie nicht eindeutig. [s68] Viele Studien deuten auf eine subjektive Verbesserung der Symptome nach B6-Gabe hin, jedoch wurde es nie in Monotherapie, sondern immer in Kombination mit anderen Vitaminen verabreicht. [s68] Sowohl ein Mangel als auch eine Überdosierung von Vitamin B6 können somit Risikofaktoren für die Entwicklung einer peripheren Neuropathie darstellen. [s68] Eine ausgewogene Ernährung, die alle wichtigen Nährstoffe liefert, ist daher essentiell für die Nervengesundheit. Ein individuell angepasster Ernährungsplan, der die Versorgung mit Vitaminen und Mineralstoffen sicherstellt, kann die Nervenfunktion unterstützen und zur Linderung von neuropathischen Schmerzen beitragen. Bei Verdacht auf einen Nährstoffmangel sollten Betroffene ärztlichen Rat einholen und die Einnahme von Nahrungsergänzungsmitteln mit dem Arzt besprechen.

Gut zu wissen

Antioxidans
Eine Substanz, die Zellen vor Schäden durch freie Radikale schützt, wie z.B. Vitamin E, das bei der Prävention von Nervenschäden hilfreich sein kann.

Axonalen Typ
Eine Form der Neuropathie, bei der die Axone, die Fortsätze der Nervenzellen, geschädigt sind, wie es bei einer Überdosierung von Vitamin B6 auftreten kann.

Neurotrope B-Vitamine
B-Vitamine, die das Wachstum und Überleben von Nervenzellen fördern und somit zur Regeneration von Nervenschäden beitragen können, die bei Polyneuropathie auftreten.

NMDA-Rezeptor
Ein Rezeptor im Nervensystem, der an der Schmerzweiterleitung beteiligt ist und durch Magnesium beeinflusst werden kann, was bei der Behandlung von Nervenschmerzen relevant ist.

Periphere Neuropathie
Eine Erkrankung der Nerven außerhalb des Gehirns und Rückenmarks, die durch verschiedene Faktoren, einschließlich Vitaminmangel, verursacht werden kann und zu sensorischen und motorischen Störungen führt.

Vitamine für die Nervengesundheit

Empfohlene Tagesdosis vs. höhere therapeutische Dosen

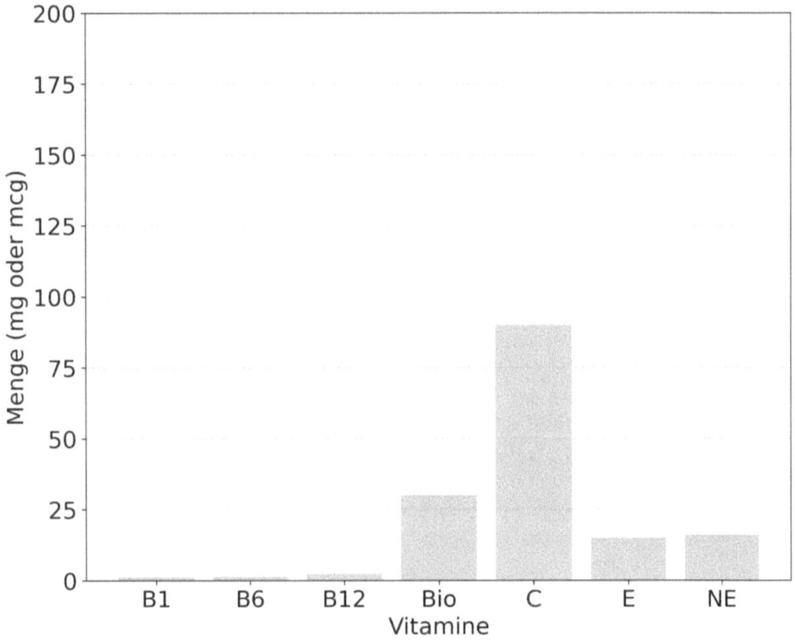

B1: Thiamin (B1)

B6: Pyridoxin (B6)

C: Vitamin C

NE: Niacin (NE)

B12: Cobalamin (B12)

Bio: Biotin

E: Vitamin E

Dieses Diagramm hebt den Unterschied zwischen der empfohlenen Tagesdosis (ETD) und therapeutischen Dosen bestimmter Vitamine hervor, die für die Gesundheit der Nerven entscheidend sind. Während die ETD für das allgemeine Wohlbefinden ausreichend ist, werden therapeutische Dosen oft von Ärzten verschrieben, um spezifische Nervenerkrankungen wie Polyneuropathie zu behandeln, da sie die Nervenregeneration unterstützen und Schmerzen lindern können. Es ist wichtig, vor der Einnahme höherer Dosen einen Arzt zu konsultieren, da eine übermäßige Einnahme zu Nebenwirkungen führen kann.

Mineralstoffbedarf

Mineralstoffe sind für diverse Körperfunktionen unverlässlich, darunter auch die Nervengesundheit. Sie beeinflussen Nervenleitung, -regeneration und -schutz. Phosphor ist an der Energieproduktion (ATP) und am Zellwachstum beteiligt [s69]. Ein ausreichender Phosphorkonsum durch proteinreiche Nahrungsmittel oder gegebenenfalls durch mit Natriumphosphat angereicherte Produkte unterstützt diese Prozesse. Zink wirkt antioxidativ und entzündungshemmend, was bei Nervenschmerzen relevant sein kann [s70]. Eine zinkreiche Ernährung kann daher die Nervengesundheit positiv beeinflussen. Selen schützt ebenfalls als Antioxidans die Nervenzellen und fördert die Regeneration nach Schädigungen, indem es die Lipidperoxidation reduziert [s71]. Kalzium unterstützt die axonale Ausdehnung und Nervenregeneration; kalziumhaltige Materialien finden sogar in Nervenleitern Anwendung, um die Regeneration zu verbessern [s71]. Eisen wiederum ist für die Myelinsynthese und Nervenregeneration unerlässlich, ein Mangel kann die Myelinisierung beeinträchtigen [s71]. Magnesium agiert als Cofaktor in über 300 Enzymsystemen und ist somit an zahlreichen biochemischen Reaktionen, einschließlich der Nervenfunktion, beteiligt [s72].

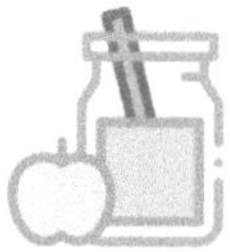

Es kommt in Lebensmitteln wie grünem Blattgemüse, Hülsenfrüchten, Nüssen, Samen und Vollkornprodukten vor. Da die Magnesiumaufnahme aus der Nahrung zwischen 30% und 40% liegt, kann bei unzureichender Zufuhr oder erhöhtem Bedarf eine Supplementierung sinnvoll sein, wobei Magnesiumcitrat und -chlorid im Vergleich zu Magnesiumoxid eine bessere Absorption aufweisen [s72]. Bei Verdacht auf einen Mineralstoffmangel oder zur Optimierung der Nährstoffversorgung bei Nervenerkrankungen sollte ärztlicher Rat eingeholt werden. Eine gezielte Ernährungsumstellung oder eine individuell abgestimmte Supplementierung können die Nervenfunktion unterstützen und zu einer Verbesserung des Wohlbefindens beitragen.

Gut zu wissen

Axonale Ausdehnung

Die axonale Ausdehnung ist der Prozess des Wachstums und der Verlängerung von Axonen, den langen Fortsätzen von Nervenzellen, die für die Übertragung von Nervenimpulsen wichtig sind. Kalzium spielt eine entscheidende Rolle bei diesem Prozess und unterstützt die Nervenregeneration.

Lipidperoxidation

Lipidperoxidation ist ein Prozess, bei dem freie Radikale Zellmembranen schädigen, was zu Nervenschäden führen kann. Selen schützt als Antioxidans vor Lipidperoxidation und unterstützt so die Nervengesundheit.

Magnesiumcitrat

Magnesiumcitrat ist eine Form von Magnesium, die vom Körper gut aufgenommen wird und zur Unterstützung der Nervenfunktion eingesetzt werden kann.

Magnesiumoxid

Magnesiumoxid ist eine Form von Magnesium, die weniger gut absorbiert wird als Magnesiumcitrat oder -chlorid.

Natriumphosphat

Natriumphosphat kann als Zusatzstoff in Lebensmitteln verwendet werden, um den Phosphorgehalt zu erhöhen und so die Energieproduktion und das Zellwachstum zu unterstützen.

Empfohlene tägliche Mineralienzufuhr für die Nervengesundheit

Empfohlene Tagesdosis wichtiger Mineralien für die Nervenfunktion.

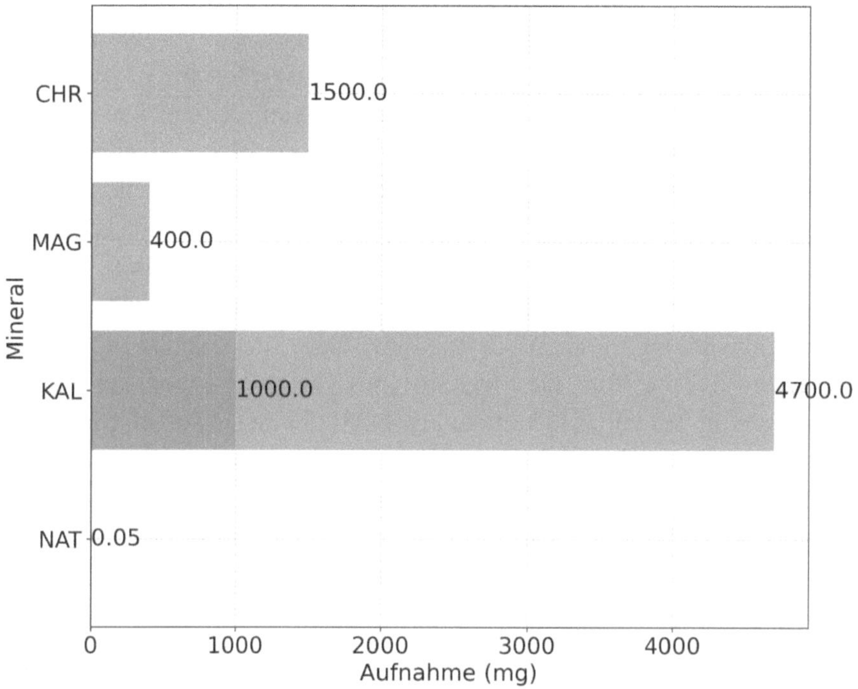

CHR: Chrom

MAG: Magnesium

KAL: Kalium

NAT: Natrium

Magnesium weist die höchste empfohlene Zufuhr auf, was seine Bedeutung für die Nervengesundheit unterstreicht. Kalzium und Kalium haben ebenfalls erhebliche empfohlene Zufuhren, was auf ihre bedeutende Rolle hinweist. Obwohl Natrium essentiell ist, deutet die niedrigere empfohlene Zufuhr auf die Notwendigkeit einer moderaten Zufuhr hin. Der relativ niedrige Wert von Chrom unterstreicht seine Rolle als Spurenelement.

Spurenelemente

Spurenelemente, darunter Vitamine und Mineralstoffe, sind an unzähligen Stoffwechselprozessen im Körper beteiligt, die auch die Nervenfunktion beeinflussen. Eine Dysregulation dieser mikronaehrstoffe kann zu Schädigungen des peripheren und zentralen Nervensystems führen, mit Symptomen, die von häufigen Infektionen bis zu Neuropathien reichen [s73]. Zink etwa, bekannt für seine entzündungshemmenden Eigenschaften, kann bei der Behandlung von neuropathischen Schmerzen eine wichtige Rolle einnehmen [s74]. Vitamin B12, ein essentielles Spurenelement, ist an der Synthese von Myelin und Neurotransmittern beteiligt [s75]. Ein Mangel kann zu einer Anhäufung von Homocystein führen, welches kognitive Störungen und neuronale Schäden verursachen kann [s75]. Die Umwandlung von Methylmalonyl-CoA in Succinyl-CoA, ein wichtiger Schritt für die Myelinsynthese und -stabilisierung, ist ebenfalls von Vitamin B12 abhängig [s75]. Dieser Mangel tritt häufig bei Menschen über 40 auf und kann mit verschiedenen neuropsychiatrischen Erkrankungen in Verbindung gebracht werden [s75]. Eine Vitamin-B12-Behandlung kann bei Patienten mit durch einen Mangel verursachten neuropsychiatrischen Störungen zu einer Verbesserung der Symptome führen [s75]. Mangelernährung, etwa durch Alkoholmissbrauch, Essstörungen oder bestimmte medizinische Zustände, kann alle Bereiche des Nervensystems in Mitleidenschaft ziehen und die Nährstoffaufnahme beeinträchtigen [s76]. Nach bariatrischen Eingriffen treten häufig Nährstoffdefizite auf, insbesondere bei Thiamin, Vitamin B12, Vitamin E und Kupfer, was neurologische Komplikationen hervorrufen kann [s76]. Diese Mängel können zu akuten, subakuten oder chronischen neuropathischen Erscheinungsbildern führen, die entweder demyelinisierend oder axonal sein können [s76]. Daher ist eine ausgewogene Ernährung für die Gesundheit des peripheren Nervensystems und die Regeneration nach Verletzungen unerlässlich

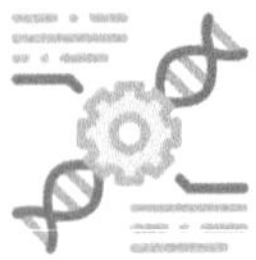

[s77]. Neben einer ausgewogenen Ernährung kann eine gezielte Supplementierung von Mikronährstoffen, insbesondere bei neurodegenerativen Erkrankungen, positive Auswirkungen auf den Krankheitsverlauf haben [s73]. Für bestimmte Patientengruppen, wie etwa Patienten auf Intensivstationen oder mit Verbrennungen, wird sogar eine Anreicherung der Nahrung mit Mikronährstoffen empfohlen [s73].

Essentielle Spurenelemente für die Nervengesundheit

Verteilung der essentiellen Spurenelemente, die für die Nervenfunktion relevant sind.

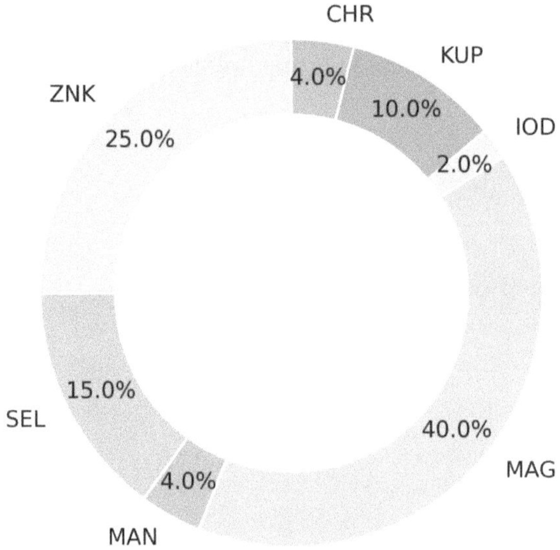

CHR: Chrom
KUP: Kupfer
MAN: Mangan
ZNK: Zink
IOD: Jod
MAG: Magnesium
SEL: Selen

Dieses Diagramm zeigt die relative Bedeutung verschiedener Spurenelemente für die Erhaltung einer gesunden Nervenfunktion. Der signifikante Anteil von Magnesium unterstreicht seine entscheidende Rolle bei der Nervensignalübertragung und Muskelfunktion. Ausreichende Zinkwerte sind für die Nervenreparatur und das Zellwachstum unerlässlich, während Selen zur antioxidativen Abwehr beiträgt und die Nervenzellen vor Schäden schützt. Kupfer spielt eine Rolle bei der Myelinisierung der Nerven und sorgt für eine effiziente Signalübertragung. Obwohl sie in geringeren Anteilen vertreten sind, tragen Chrom, Mangan und Jod durch verschiedene Mechanismen zur allgemeinen Nervengesundheit bei, was die Notwendigkeit einer ausgewogenen Zufuhr dieser essentiellen Nährstoffe unterstreicht.

Konkrete Ratschläge

- Verfeinern Sie Ihr Geschmacksempfinden, um natürliche Lebensmittel mit höherer Nährstoffdichte schmackhafter zu finden.
- Ersetzen Sie industriell verarbeitete Lebensmittel schrittweise durch vollwertige Alternativen, um Ihre Nährstoffaufnahme zu optimieren.
- Experimentieren Sie mit neuen Zubereitungsarten, um die Nährstoffe in Ihren Mahlzeiten bestmöglich zu erhalten.
- Planen Sie Ihre Mahlzeiten im Voraus, um eine optimale Nährstoffversorgung sicherzustellen und Spontankäufe ungesunder Lebensmittel zu vermeiden.
- Bauen Sie nährstoffreiche Lebensmittel wie Hülsenfrüchte, Nüsse und Samen regelmäßig in Ihre Ernährung ein, um Ihre Nervengesundheit zu unterstützen.
- Trinken Sie ausreichend Wasser, um den Transport von Nährstoffen zu den Nervenzellen zu gewährleisten.
- Achten Sie auf eine ausreichende Zufuhr von Ballaststoffen, um die Darmgesundheit zu fördern und die Aufnahme von Nährstoffen zu verbessern.
- Essen Sie saisonal und regional, um von der höheren Nährstoffdichte frischer, reifer Lebensmittel zu profitieren.
- Lernen Sie, die Signale Ihres Körpers zu deuten, um Ihren individuellen Nährstoffbedarf besser zu verstehen.
- Kultivieren Sie eine positive Beziehung zum Essen, um Ihre Nährstoffversorgung langfristig zu sichern.
- Investieren Sie in hochwertige Lebensmittel, um Ihre Gesundheit und Ihr Wohlbefinden zu fördern.

3. 2 Ernährungsumstellung

Eine angepasste Ernährung kann bei Polyneuropathie und Nervenschmerzen entscheidend zur Linderung der Symptome und Unterstützung der Nervenfunktion beitragen. Sowohl die Auswahl der richtigen Lebensmittel als auch die Vermeidung schädlicher Substanzen und eine bewusste Mahlzeitengestaltung spielen eine wichtige Rolle. Eine ungünstige Ernährung kann Mangelzustände fördern, Nervenschäden verursachen und bestehende Beschwerden verschlimmern. Die folgenden Abschnitte zeigen Ihnen, wie Sie Ihre Ernährung optimieren, um Ihre Nervengesundheit positiv zu beeinflussen und Ihre Lebensqualität zu verbessern. Lesen Sie weiter und entdecken Sie, wie Sie durch eine gezielte Ernährungsstrategie Ihre Beschwerden aktiv lindern können.

Eine ganzheitliche Ernährungsumstellung, die neben der Auswahl nervenfreundlicher Lebensmittel auch die Vermeidung schädlicher Substanzen, eine ausgewogene Mahlzeitengestaltung und die Berücksichtigung individueller Bedürfnisse (z.B. Glutenunverträglichkeit) umfasst, ist entscheidend für die Linderung von Polyneuropathie und Nervenschmerzen sowie die Unterstützung der Nervenregeneration.

Nervenfreundliche Lebensmittel

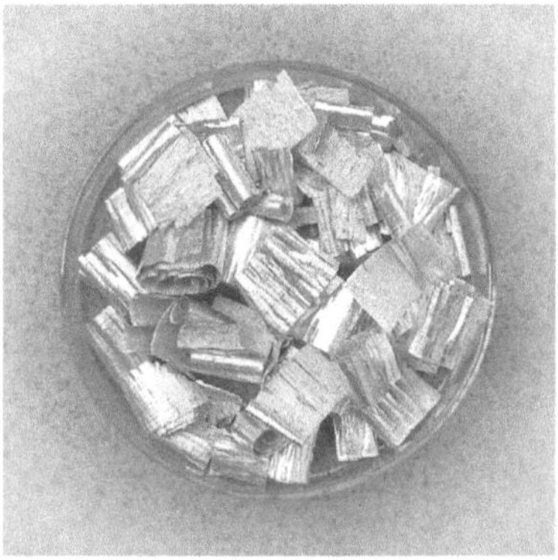

Magnesium [i16]

Bei Polyneuropathie und Nervenschmerzen kann eine Ernährungsumstellung die Symptome lindern und die Nervenfunktion unterstützen. Eine auf Gewichtsreduktion und mehr Bewegung ausgelegte Ernährungsumstellung kann das Fortschreiten der Neuropathie verlangsamen [s78]. 7% Gewichtsverlust und mindestens 150 Minuten Bewegung pro Woche können Nervenfunktion und neuropathische Schmerzen verbessern [s78]. Omega-3-Fettsäuren können sensorische Verluste reduzieren und das Risiko einer peripheren Neuropathie senken [s79]. Vitamin D spielt ebenfalls eine Rolle; ein Mangel wird mit einem erhöhten Risiko für diabetische periphere Neuropathie in Verbindung gebracht [s79]. alphaliponsaeure kann – ohne nennenswerte Nebenwirkungen – Schmerzen lindern [s79]. Eine Ernährung mit viel Protein und mehrfach ungesättigten Fettsäuren, insbesondere Omega-3-Fettsäuren, unterstützt die Nervenregeneration und kann neuroprotektiv wirken [s80]. Auch Vitamine, vor allem B-Vitamine und Mineralien wie Magnesium, Zink und Calcium sind für die Nervenregeneration wichtig [s80]. Eine fettarme, pflanzenbasierte Ernährung kann neuropathische Schmerzen, besonders bei Typ-2-Diabetes und peripherer Neuropathie, deutlich verbessern [s81]. Unter anderem kann eine glutenfreie Ernährung bei glutenempfindlicher Neuropathie die Nervenfunktion verbessern [s81]. Zudem hat sich gezeigt, dass eine Ernährungsumstellung, die Blutzuckerwerte kontrolliert, positive

Auswirkungen haben kann [s79]. So kann eine auf diese Aspekte abgestimmte Ernährungsumstellung die Lebensqualität bei Polyneuropathie und Nervenschmerzen steigern.

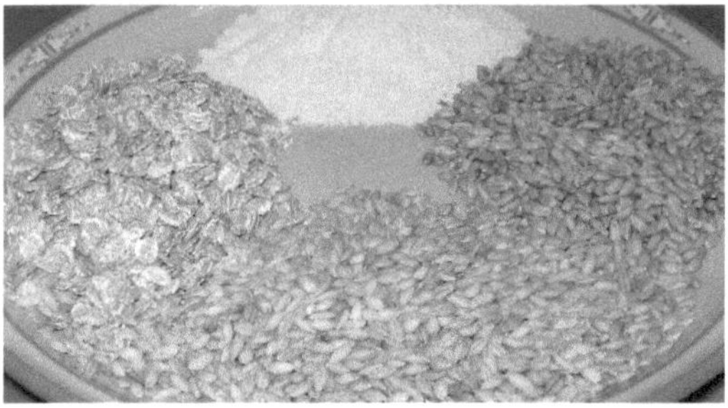

Gluten [i15]

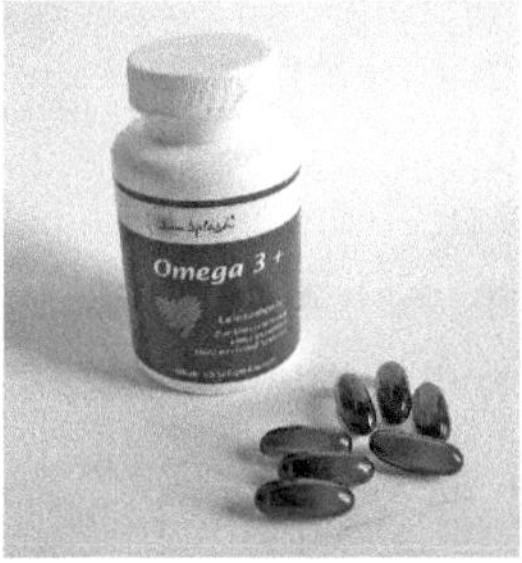

Omega-3-Fettsäuren [i17]

Gluten

Gluten ist ein Protein, das in vielen Getreidesorten vorkommt. Bei Menschen mit Glutenempfindlichkeit kann Gluten Entzündungen im Körper auslösen, die auch die Nerven betreffen können. Eine glutenfreie Ernährung kann bei diesen Personen die Symptome der Polyneuropathie verbessern.

Verteilung Nervenfreundlicher Lebensmittel

Empfohlene Lebensmittelgruppenverteilung für die Nervengesundheit.

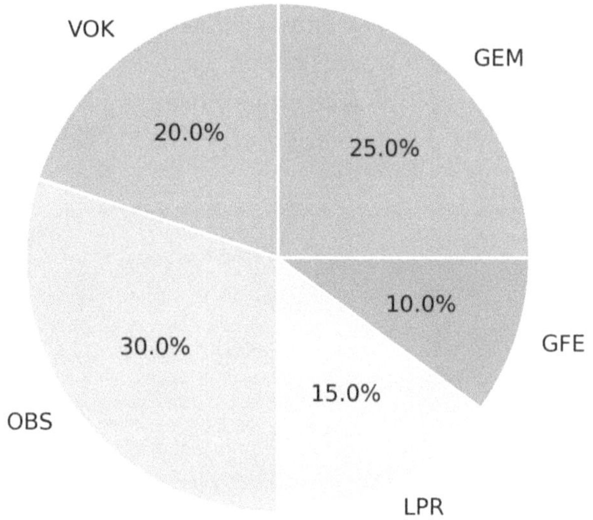

GEM: Gemüse (Blattgemüse, Brokkoli, Spinat)

GFE: Gesunde Fette (Avocado, Nüsse, Olivenöl)

LPR: Mageres Eiweiß (Fisch, Geflügel, Bohnen)

OBS: Obst (Beeren, Bananen, Orangen)

VOK: Vollkornprodukte (Hafer, brauner Reis, Quinoa)

Dieses Diagramm visualisiert die empfohlene Verteilung von Lebensmittelgruppen, die für die Nervengesundheit von Vorteil sind. Ein bedeutender Anteil betont Gemüse, Obst und Vollkornprodukte und unterstreicht die Bedeutung nährstoffreicher Lebensmittel für die Nervenfunktion. Mageres Eiweiß und gesunde Fette sind ebenfalls wichtige Bestandteile, die zur allgemeinen Gesundheit beitragen und wichtige Bausteine für die Nervenreparatur und -erhaltung liefern. Die Minimierung von verarbeiteten Lebensmitteln, Zucker und ungesunden Fetten unterstützt einen ausgewogenen Ansatz für die Nervengesundheit.

Schädliche Nahrungsmittel

Ungünstige Ernährungsgewohnheiten können Polyneuropathie und Nervenschmerzen verschlimmern, indem sie Mangelzustände fördern oder direkt Nervenschäden verursachen. Ein übermäßiger Konsum von Alkohol steht im Zusammenhang mit einer fortschreitenden Schädigung der Nerven (axonale sensorimotorische periphere Neuropathie). [s82] [s83] Die Ursachen hierfür sind vielschichtig: Sowohl die toxische Wirkung des Ethanols selbst als auch seiner Stoffwechselprodukte schädigen die Nerven. [s83] Gleichzeitig führt der hohe Kaloriengehalt alkoholischer Getränke oft zu einer einseitigen Ernährung mit unzureichender Zufuhr wichtiger Nährstoffe, allen voran Thiamin (Vitamin B1). [s83] Dieser Nährstoffmangel verstärkt die Nervenschädigung zusätzlich. Eine Therapie der alkoholischen Neuropathie sollte daher unbedingt Alkoholverzicht und eine ausgewogene, nährstoffreiche Kost beinhalten, um die Nervenfunktion wiederherzustellen. [s83] Auch der Verzehr von kontaminierten Meeresfrüchten kann zu peripheren Nervenstörungen führen, die sich häufig durch Magen-Darm-Beschwerden und Missempfindungen im Mundbereich äußern. [s82] Wer beispielsweise häufig und in großen Mengen bestimmte Fischarten konsumiert, sollte auf

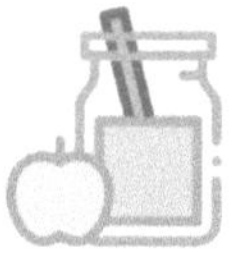

mögliche Anzeichen achten und gegebenenfalls die Ernährung anpassen. Eine Ernährung mit stark reduziertem Anteil tierischer Produkte kann zu einem Vitamin-B12-Mangel führen, der jedoch nur bei streng veganer Ernährung ein ernsthaftes Problem darstellt. [s82] Um einem Mangel vorzubeugen, können Betroffene Vitamin B12 supplementieren oder ihren Speiseplan mit angereicherten Lebensmitteln ergänzen.

Entzündungspotenzial von Lebensmitteln

Auswirkungen der Ernährung auf die Nervengesundheit

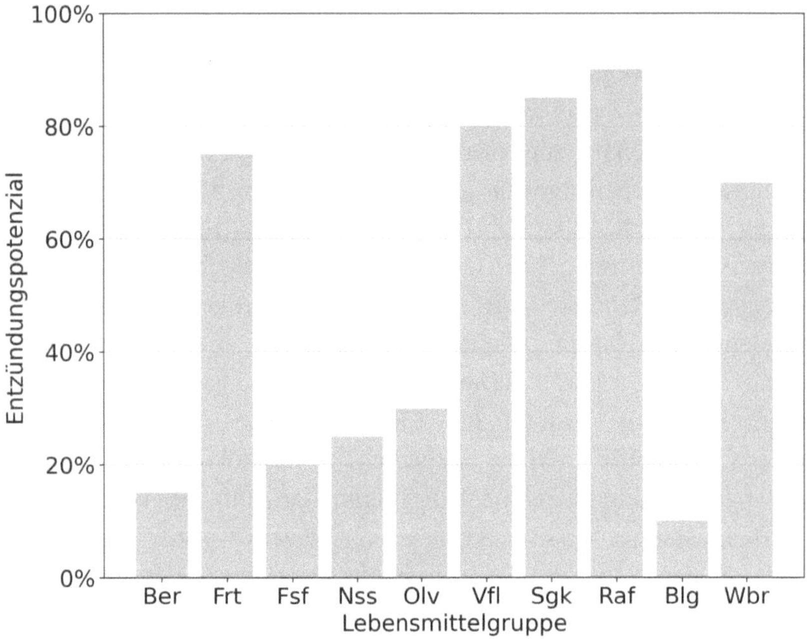

Ber: Beeren

Frt: Frittiertes

Nss: Nüsse und Samen

Raf: Raffinierter Zucker

Vfl: Verarbeitetes Fleisch

Blg: Blattgemüse

Fsf: Fettreicher Fisch

Olv: Olivenöl

Sgk: Süßgetränke

Wbr: Weißbrot

Diese Tabelle zeigt das Potenzial bestimmter Lebensmittel auf, Entzündungen zu verschlimmern, die sich negativ auf die Nervengesundheit auswirken können. Lebensmittel, die auf der Skala weit oben stehen, sollten sparsam konsumiert oder vermieden werden, während Lebensmittel, die weiter unten auf der Skala stehen, im Allgemeinen als nervenfreundlicher gelten. Eine bewusste Ernährung kann wesentlich dazu beitragen, Nervenschmerzen zu lindern und das allgemeine Wohlbefinden zu fördern.

Mahlzeitengestaltung

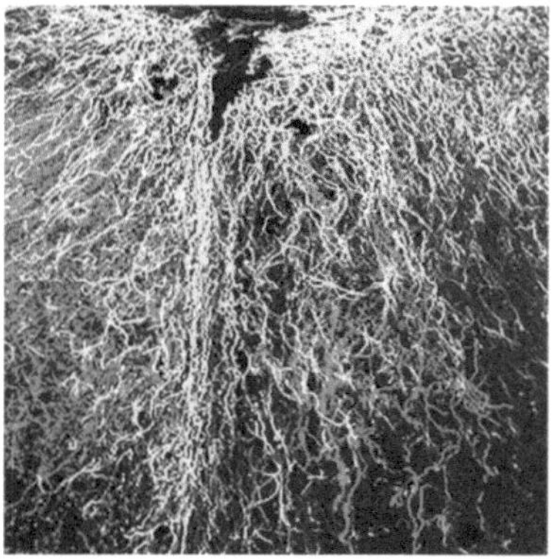

Nervenschädigung [i18]

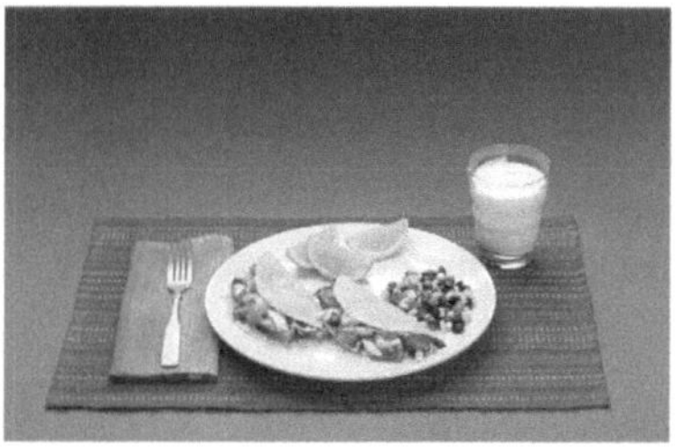

Teller-Methode [i19]

Die Gestaltung der Mahlzeiten spielt bei Polyneuropathie und Nervenschmerzen eine wichtige Rolle im Umgang mit den Symptomen. Ein strukturierter Essensplan hilft, die Blutzuckerwerte konstant zu halten und so Nervenschädigungen vorzubeugen [s84]. Das bedeutet nicht nur, *was* gegessen wird, sondern auch *wie* die Nahrungsaufnahme über den Tag verteilt wird. Regelmäßige Mahlzeiten und Zwischenmahlzeiten verhindern starke Blutzuckerschwankungen und liefern dem Körper kontinuierlich Energie [s85]. Besprechen Sie die optimalen Zeitpunkte für Ihre Mahlzeiten und Snacks mit Ihrem Arzt oder Ernährungsberater, insbesondere in Hinblick auf Ihre Medikation und Ihr Aktivitätslevel [s85]. Die Portionsgrößen lassen sich gut mit der Teller-Methode kontrollieren: Füllen Sie die Hälfte Ihres Tellers mit nicht-stärkehaltigem Gemüse wie Brokkoli oder Spinat, ein Viertel mit kohlenhydratreichen Lebensmitteln wie Vollkornnudeln oder Kartoffeln und das letzte Viertel mit proteinreichen Speisen wie Fisch, Hühnchen oder Tofu [s85]. So stellen Sie eine ausgewogene Nährstoffzufuhr sicher und beugen gleichzeitig einer übermäßigen Kalorienaufnahme vor. Eine solche Mahlzeitengestaltung unterstützt die Nervengesundheit, indem sie den Blutzuckerspiegel reguliert und gleichzeitig alle wichtigen

Nährstoffe liefert. Ergänzend zu einer ausgewogenen Ernährung kann eine ausreichende Versorgung mit B-Vitaminen die Regeneration der Nerven unterstützen und ihre normale Funktion wiederherstellen [s86]. Besprechen Sie mit Ihrem Arzt, ob Nahrungsergänzungsmittel sinnvoll sind, um mögliche Wechselwirkungen mit Medikamenten auszuschließen [s85]. Eine individuell auf Ihre Bedürfnisse abgestimmte Ernährungsstrategie, die Alkohol meidet [s86] und die richtigen Lebensmittel in den richtigen Mengen zur richtigen Zeit beinhaltet, kann Ihre Lebensqualität deutlich verbessern.

Gut zu wissen

Alkohol

Alkohol kann die Nerven zusätzlich schädigen und die Symptome der Polyneuropathie verstärken. Daher ist es ratsam, auf Alkohol zu verzichten oder den Konsum stark einzuschränken.

Blutzuckerwerte

Stabile Blutzuckerwerte sind wichtig, um weitere Nervenschädigungen zu minimieren und die Symptome der Polyneuropathie zu lindern. Schwankende Blutzuckerwerte können zu oxidativem Stress führen, der die Nervenzellen schädigt.

Nahrungsergänzungsmittel

Nahrungsergänzungsmittel können helfen, einen Nährstoffmangel auszugleichen, der die Polyneuropathie negativ beeinflusst. Es ist jedoch wichtig, die Einnahme von Nahrungsergänzungsmitteln mit einem Arzt zu besprechen, um mögliche Wechselwirkungen mit Medikamenten und die richtige Dosierung abzuklären.

Nervenschädigungen

Bei Polyneuropathie kommt es zu Schädigungen der peripheren Nerven. Eine angepasste Ernährung kann dazu beitragen, das Fortschreiten der Nervenschädigung zu verlangsamen und die Regeneration der Nerven zu unterstützen.

Einfluss von Mahlzeitenzeitpunkt und -größe auf Neuropathie

Auswirkung der Mahlzeitengröße und des Zeitpunkts auf die Stärke der Nervenschmerzen.

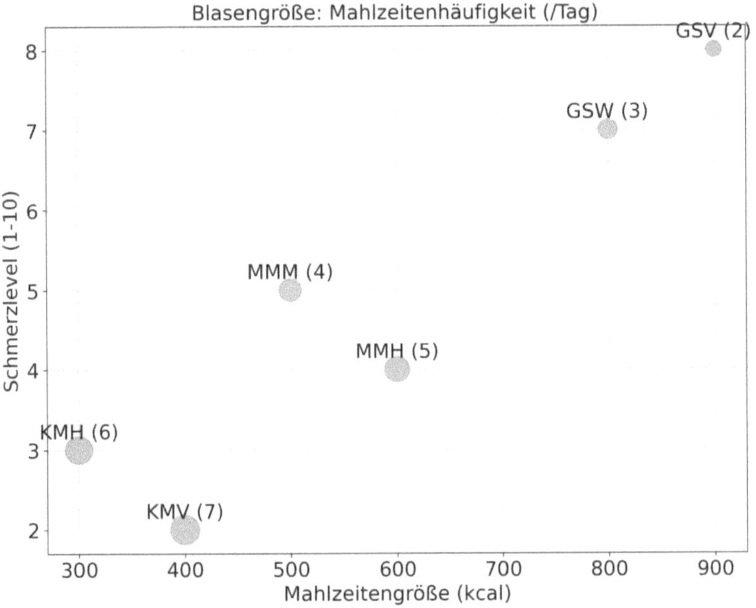

Blasengröße: Mahlz.häuf. (/Tag)

GSV: Große Mahlzeiten, sehr selten

GSW: Große Mahlzeiten, selten

KMH: Kleine Mahlzeiten, häufig

KMV: Kleine Mahlzeiten, sehr häufig

MMH: Mittlere Mahlzeiten, häufig

MMM: Mittlere Mahlzeiten, mäßige Häufigkeit

Kleinere, häufigere Mahlzeiten führen im Allgemeinen zu weniger starken Nervenschmerzen. Größere, seltenere Mahlzeiten, insbesondere abends, verschlimmern die Symptome eher. Die Optimierung des Zeitpunkts und der Größe der Mahlzeiten kann ein entscheidender Bestandteil der Behandlung neuropathischer Schmerzen sein.

Konkrete Ratschläge

- Steigern Sie Ihre Geschmacksvielfalt, indem Sie bittere und saure Aromen wie Grapefruit oder Chicorée bewusst in Ihren Speiseplan integrieren, um den Stoffwechsel anzuregen.
- Trinken Sie morgens ein Glas lauwarmes Wasser mit frisch gepresstem Zitronensaft, um Ihre Verdauung zu aktivieren und die Aufnahme von Nährstoffen zu verbessern.
- Integrieren Sie fermentierte Lebensmittel wie Sauerkraut oder Kimchi in Ihre Ernährung, um Ihre Darmflora zu unterstützen und die Nährstoffaufnahme zu optimieren.
- Kauen Sie Ihre Mahlzeiten besonders gründlich, um die Verdauungsenzyme optimal zu aktivieren und die Nährstoffverwertung zu verbessern.
- Essen Sie zu jeder Hauptmahlzeit eine kleine Portion proteinreicher Lebensmittel, um den Blutzuckerspiegel stabil zu halten und Heißhungerattacken vorzubeugen.
- Bereiten Sie Ihre Mahlzeiten mit hochwertigen, kaltgepressten Ölen wie Leinöl oder Olivenöl zu, um Ihre Nerven mit essentiellen Fettsäuren zu versorgen.
- Gönnen Sie sich regelmäßig eine kleine Handvoll Nüsse oder Samen als Zwischenmahlzeit, um Ihren Körper mit wichtigen Mikronährstoffen zu versorgen und Ihre Nerven zu stärken.
- Trinken Sie ungesüßte Kräutertees, um Ihren Flüssigkeitshaushalt zu regulieren und gleichzeitig von den gesundheitsfördernden Eigenschaften verschiedener Kräuter zu profitieren.
- Verwenden Sie frische Kräuter und Gewürze, um den Geschmack Ihrer Speisen zu intensivieren und gleichzeitig Ihre Stoffwechselaktivität zu steigern.

3. 3 Stoffwechseloptimierung

Eine optimierte Stoffwechsellage beeinflusst den Verlauf der Polyneuropathie maßgeblich. Besonders die Blutzuckerregulation, effiziente Entgiftungsprozesse und eine gesunde Verdauung spielen eine entscheidende Rolle für die Nervengesundheit. Ungleichgewichte in diesen Bereichen können die Nerven schädigen und Schmerzen verstärken. Eine unzureichende Blutzuckerkontrolle, beeinträchtigte Entgiftungsmechanismen oder eine gestörte Nährstoffaufnahme verschlimmern die Symptome. Diese Zusammenhänge verdeutlichen, wie wichtig eine ganzheitliche Betrachtung des Stoffwechsels für den Behandlungserfolg ist. Erfahren Sie in diesem Kapitel, wie Sie Ihren Stoffwechsel positiv beeinflussen und Ihre Nervengesundheit aktiv unterstützen können.

Eine optimale Blutzuckerregulation, insbesondere bei Diabetes, ist entscheidend für die Nervengesundheit und kann das Risiko und Fortschreiten von Polyneuropathie deutlich reduzieren, indem sie die schädlichen Auswirkungen von Hyperglykämie auf die Nerven minimiert. Darüber hinaus ist eine gesunde Verdauung essentiell für die optimale Aufnahme der benötigten Nährstoffe zur Unterstützung der Nervenfunktion und Entgiftungsprozesse.

Blutzuckerregulation

Eine gute Blutzuckerregulation ist bei Polyneuropathie, besonders im Zusammenhang mit Diabetes, entscheidend. Bei Typ-1-Diabetes kann eine strenge Blutzuckerkontrolle das Risiko einer Neuropathieentwicklung deutlich, etwa um bis zu 60%, senken [s87]. Diese strenge Kontrolle kann die Entstehung neuronaler Schädigungen verhindern oder zumindest hinauszögern [s88] [s89]. Bei Typ-2-Diabetes ist der Effekt zwar weniger stark ausgeprägt, aber dennoch relevant [s87]. Studien zeigen, dass auch hier eine verbesserte Blutzuckerregulation die Neuropathieentwicklung, wenn auch moderater, beeinflusst [s87]. Ein HbA1c-Wert – ein Langzeitmarker für den Blutzucker – der um 2% gesenkt wird, kann das Risiko einer distal symmetrischen Polyneuropathie (DSP), eine häufige Form der diabetischen Neuropathie, bereits um 20% reduzieren [s88]. Die Regulierung des Blutzuckerspiegels wirkt sich positiv sowohl auf die DSP als auch auf die kardiovaskuläre autonome Neuropathie (CAN) aus [s88]. Eine konsequente Blutzuckerkontrolle über die Jahre kann das Fortschreiten der Neuropathie verlangsamen [s88]. Trotz guter Blutzuckerwerte kann eine Neuropathie auftreten, was auf weitere Einflussfaktoren wie Bestandteile des metabolischen Syndroms hindeutet [s87]. Neben einer guten Blutzuckerkontrolle ist daher die Berücksichtigung weiterer Risikofaktoren, wie etwa Bluthochdruck oder erhöhte Blutfettwerte, wichtig [s90]. Hyperglykämie, also ein erhöhter Blutzuckerspiegel, hat toxische Auswirkungen auf die Nerven [s91]. Sie aktiviert unter anderem den Polyolweg, was zu oxidativem Stress führt und Nervenzellen schädigt [s91]. Auch mikrovaskulaere_veraenderungen durch Hyperglykämie können die Nervenversorgung beeinträchtigen [s91]. Eine verbesserte Blutzuckerregulation kann somit die Neuropathie-Symptome und die damit verbundenen Schmerzen lindern [s91]. Eine Ernährungsumstellung, zum Beispiel auf eine kohlenhydratarme oder mediterrane Kost, kann die Blutzuckerkontrolle unterstützen und das Fortschreiten des Diabetes verlangsamen [s89].

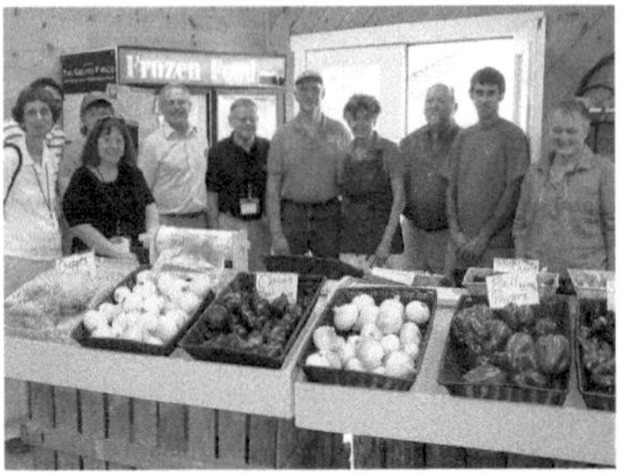

Mediterrane Kost [i20]

Gut zu wissen

Mediterrane Kost

Die mediterrane Kost ist reich an Obst, Gemüse, Vollkornprodukten, Hülsenfrüchten, Fisch und Olivenöl. Sie kann dazu beitragen, den Blutzuckerspiegel zu stabilisieren, Entzündungen zu reduzieren und die Nervenfunktion zu unterstützen. Durch die positive Wirkung auf den Stoffwechsel kann die mediterrane Kost auch das Fortschreiten der Polyneuropathie verlangsamen.

Metabolisches Syndrom

Das metabolische Syndrom ist eine Kombination von Risikofaktoren wie erhöhter Blutzucker, Bluthochdruck, erhöhte Blutfettwerte und Übergewicht. Diese Faktoren können das Risiko für die Entstehung einer Polyneuropathie erhöhen, auch unabhängig von Diabetes. Eine gezielte Behandlung des metabolischen Syndroms kann daher dazu beitragen, Nervenschäden vorzubeugen.

Beispielhafte Blutzuckerwerte im Tagesverlauf

Typische Blutzuckerschwankungen an einem Tag, mit Hervorhebung potenzieller Problembereiche.

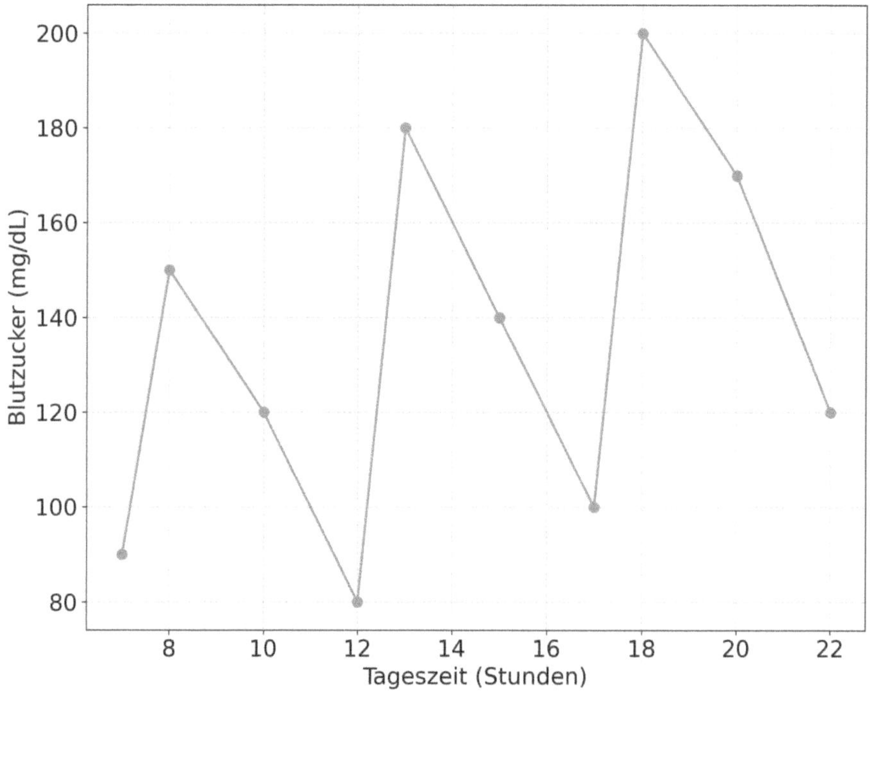

Diese Grafik veranschaulicht, wie der Blutzuckerspiegel im Laufe eines Tages schwanken kann, mit Spitzenwerten nach den Mahlzeiten und Tiefs während Phasen des Fastens oder der Aktivität. Erhöhte Werte nach den Mahlzeiten, insbesondere wenn sie anhalten, können im Laufe der Zeit zu Nervenschäden beitragen. Umgekehrt können signifikante Abfallwerte zu hypoglykämischen Episoden führen, die sich ebenfalls negativ auf die Nervengesundheit auswirken können. Die Aufrechterhaltung eines stabilen Blutzuckerspiegels in einem gesunden Bereich ist entscheidend für die Behandlung von Neuropathie.

Entgiftungsprozesse

Entgiftungsprozesse spielen eine wichtige Rolle für die Gesundheit des Nervensystems und können bei Polyneuropathie relevant sein. Der Körper verfügt über eigene Mechanismen, um schädliche Substanzen abzubauen und auszuscheiden. Diese Prozesse finden hauptsächlich in der Leber statt, aber auch Nieren, Darm und Haut sind beteiligt. Zu den wichtigsten Entgiftungsprozessen gehören die Biotransformation, bei der Schadstoffe in wasserlösliche Substanzen umgewandelt werden und die Ausscheidung über Urin, Stuhl und Schweiß. [s92] Oxidativer Stress, ausgelöst durch reaktive Sauerstoffspezies (ROS), kann Nervenzellen schädigen. Antioxidantien, wie etwa Alpha-Liponsäure (ALA), können diese ROS neutralisieren und so die Zellen schützen. [s93] ALA kann auch Metallionen binden und so deren schädliche Wirkung reduzieren. Zusätzlich wirkt ALA als Cofaktor für Enzymkomplexe der Energieproduktion, was die Mitochondrienfunktion unterstützt und somit indirekt zur Entgiftung beiträgt. [s94] Eine gezielte Zufuhr von ALA über Nahrungsergänzungsmittel kann daher die körpereigenen Entgiftungsprozesse unterstützen und die Nervengesundheit fördern. Dabei ist zu beachten, dass die Bioverfügbarkeit von ALA vom Alter beeinflusst wird und innovative Darreichungsformen deren Aufnahme im Körper verbessern können. [s95] Neben ALA tragen auch eine ausgewogene Ernährung und eine ausreichende Flüssigkeitszufuhr zu einer optimalen Funktion der Entgiftungsorgane bei. Etwa zwei Liter Wasser pro Tag unterstützen die Nierenfunktion und fördern die Ausscheidung von Stoffwechselprodukten.

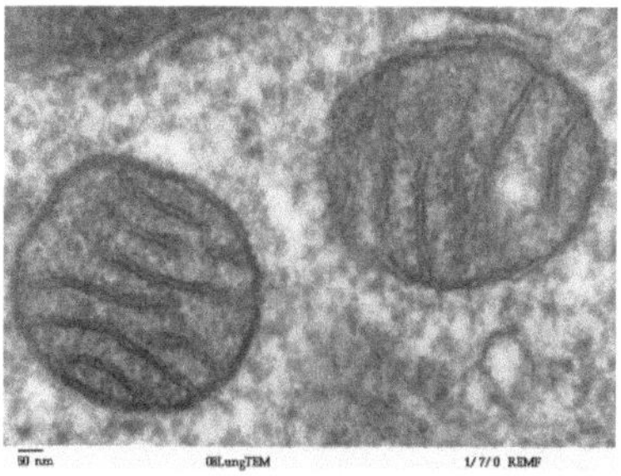

Mitochondrium [i21]

Gut zu wissen

Biotransformation

Die Biotransformation ist ein Prozess, bei dem der Körper Schadstoffe in weniger schädliche Substanzen umwandelt, die leichter ausgeschieden werden können. Dies ist wichtig für Menschen mit Polyneuropathie, da es die Belastung des Nervensystems durch Giftstoffe reduziert.

Enzymkomplexe der Energieproduktion

Diese Enzymkomplexe sind für die Energieproduktion in den Zellen verantwortlich. Eine optimale Funktion dieser Komplexe ist wichtig für die Gesundheit der Nervenzellen.

Innovative Darreichungsformen

Innovative Darreichungsformen können die Aufnahme und Verwertung von Nährstoffen im Körper verbessern, was besonders bei Polyneuropathie wichtig ist.

Reaktive Sauerstoffspezies (ROS)

Reaktive Sauerstoffspezies sind instabile Moleküle, die Zellen schädigen können, einschließlich Nervenzellen. Sie spielen eine Rolle bei der Entstehung von Nervenschmerzen und anderen Symptomen der Polyneuropathie.

Stoffwechselprodukte

Stoffwechselprodukte sind Abfallprodukte, die bei Stoffwechselprozessen im Körper entstehen. Ihre effektive Ausscheidung ist wichtig für die Nervengesundheit.

Entgiftungsphasen

Relative Dauer der Entgiftungsphasen.

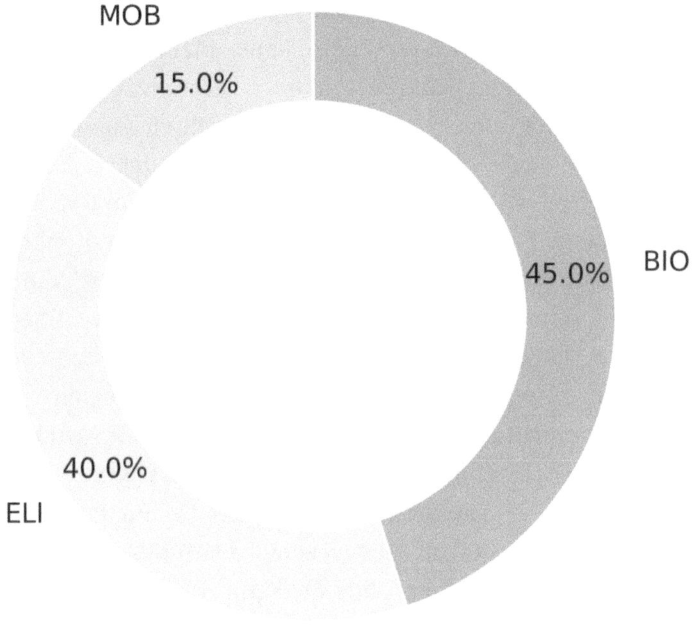

- BIO: Biotransformation
- ELI: Eliminierung
- MOB: Mobilisierung

Während die anfängliche Mobilisierungsphase relativ kurz ist, dauern die Biotransformations- und Eliminationsphasen erheblich länger. Dies unterstreicht die Bedeutung der Unterstützung dieser letzten Phasen für eine effektive Entgiftung und Symptomlinderung bei Polyneuropathie.

Verdauungsunterstützung

Eine gesunde Verdauung trägt maßgeblich zur Nährstoffaufnahme und damit zur Nervengesundheit bei. Nährstoffe wie die in Quelle [s96] erwähnten alphaliponsaeure, acetyllcarnitin, Benfotiamin und B-Vitamine benötigen funktionierende Verdauungsprozesse, um ihre volle Wirkung zu entfalten. So kann beispielsweise eine unzureichende Vitamin B12-Aufnahme, bedingt durch eine gestörte Darmflora oder Magenschleimhaut, zu einem Mangel führen und neuropathische Beschwerden verstärken. [s96] Neben der Aufnahme von Mikronährstoffen ist auch die Verwertung von Makronährstoffen, also Kohlenhydraten, Proteinen und Fetten, für die Nervenfunktion relevant. Eine gestörte Fettverdauung kann beispielsweise die Aufnahme fettlöslicher Vitamine wie Vitamin E beeinträchtigen, welches antioxidative Eigenschaften besitzt und Nervenzellen vor Schäden schützt. Zur Unterstützung der Verdauung können verschiedene Maßnahmen ergriffen werden: - ausreichende Flüssigkeitszufuhr, - ballaststoffreiche Ernährung mit viel Obst und Gemüse, - regelmäßige Bewegung und - Stressreduktion. Diese Maßnahmen fördern die Darmmotilität, unterstützen eine gesunde Darmflora und optimieren die Nährstoffresorption. Darüber hinaus kann bei Bedarf die zusätzliche Einnahme von Verdauungsenzymen, etwa bei Pankreasinsuffizienz, die Nährstoffverwertung verbessern. Eine optimale Verdauung bildet somit die Grundlage für eine ausreichende Versorgung des Nervensystems mit essentiellen Nährstoffen und trägt so zur Linderung von Nervenschmerzen bei.

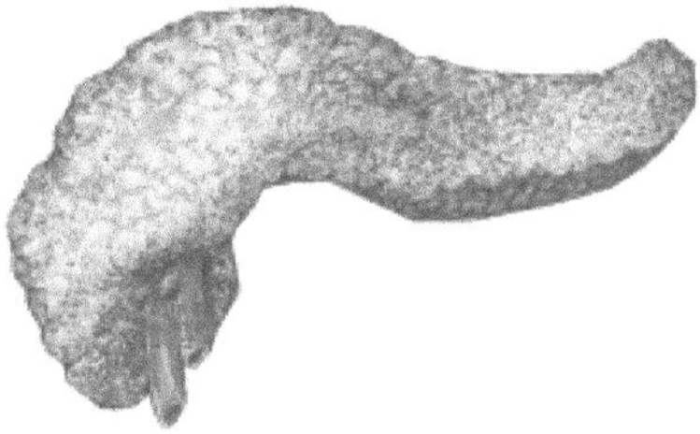

Pankreas [i22]

Gut zu wissen

Nährstoffresorption

Die Nährstoffresorption bezeichnet die Aufnahme von Nährstoffen aus dem Darm ins Blut. Eine optimale Nährstoffresorption ist entscheidend für die Versorgung des Körpers und des Nervensystems mit essentiellen Nährstoffen.

Pankreasinsuffizienz

Bei einer Pankreasinsuffizienz produziert die Bauchspeicheldrüse nicht genügend Verdauungsenzyme, was zu einer verminderten Nährstoffaufnahme und möglicherweise zu Mangelerscheinungen führen kann, die die Nervengesundheit beeinträchtigen.

Wirksamkeit der Unterstützung der Verdauung und der Stoffwechseloptimierung

Auswirkung von Maßnahmen auf Neuropathie-Symptome.

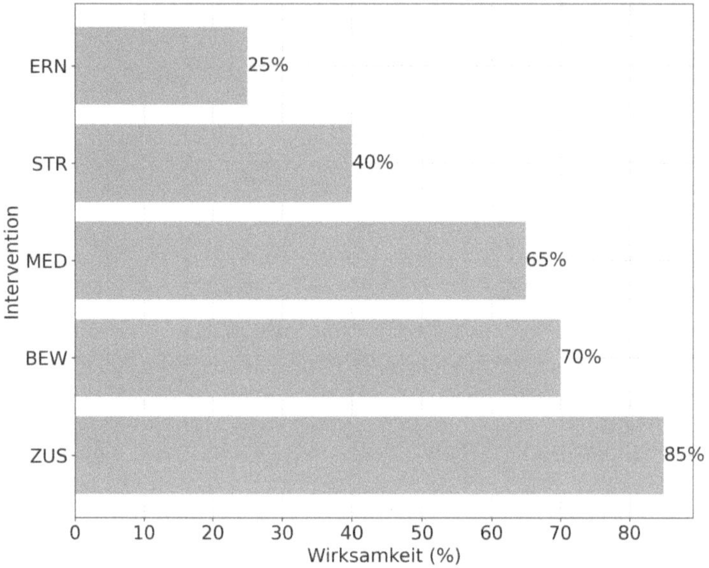

BEW: Bewegung

MED: Medikamente

ZUS: Zusätze

ERN: Ernährungsumstellung

STR: Stressbewältigung

Ernährungsumstellungen zeigen das stärkste Potenzial zur Linderung der Symptome, gefolgt von gezielter Nahrungsergänzung und Stressbewältigung. Bewegung trägt zwar positiv bei, ihre Wirkung ist jedoch weniger ausgeprägt als bei anderen Interventionen. Medikamente scheinen den geringsten direkten Einfluss auf verdauungs- und stoffwechselbedingte Verbesserungen im Zusammenhang mit Neuropathie-Symptomen zu haben, was darauf hindeutet, dass sie eher eine unterstützende als eine primäre Rolle im Management spielen.

Konkrete Ratschläge

- Variieren Sie Ihre Kohlenhydratquellen und integrieren Sie vermehrt komplexe Kohlenhydrate mit niedrigem glykämischen Index, um langanhaltende Energie und einen stabilen Blutzuckerspiegel zu fördern.
- Experimentieren Sie mit Intervallfasten, um Ihre Stoffwechselprozesse zu aktivieren und die Insulinempfindlichkeit zu verbessern.
- Setzen Sie auf Lebensmittel mit Bitterstoffen, wie Chicorée oder Artischocken, um Ihre Leberfunktion und die Entgiftungsprozesse anzuregen.
- Integrieren Sie regelmäßig Bewegungseinheiten mit wechselnder Intensität in Ihren Alltag, um Ihren Stoffwechsel flexibel und leistungsfähig zu halten.
- Achten Sie auf eine ausreichende Versorgung mit Magnesium, da dieses Mineral eine Schlüsselrolle im Energiestoffwechsel und der Nervenfunktion spielt.
- Fördern Sie Ihre Darmgesundheit durch den regelmäßigen Verzehr von probiotischen Lebensmitteln, wie Joghurt oder Kefir, um die Nährstoffaufnahme und den Stoffwechsel zu optimieren.
- Nutzen Sie die positiven Effekte von Sonnenlicht, um die Vitamin-D-Produktion anzukurbeln, welche wiederum den Stoffwechsel und die Nervengesundheit unterstützt.
- Entwickeln Sie eine individuelle Abendroutine, die Ihnen hilft, zur Ruhe zu kommen und so die nächtliche Regeneration und die Stoffwechselprozesse zu fördern.
- Reflektieren Sie Ihre Essenszeiten und versuchen Sie, Ihre Mahlzeiten in einem regelmäßigen Rhythmus einzunehmen, um Ihren Stoffwechsel zu stabilisieren und Heißhunger zu vermeiden.

Rückblick - 3. Ernährung und Stoffwechsel

Eine ausgewogene Ernährung und ein funktionierender Stoffwechsel sind essentiell für die Gesundheit Ihres Nervensystems und spielen eine entscheidende Rolle bei der Bewältigung von Polyneuropathie und Nervenschmerzen. Während der Ausgangstext die Bedeutung verschiedener Vitamine und Mineralstoffe für die Nervengesundheit hervorhebt, möchten wir Ihnen hier konkrete Handlungsempfehlungen für die Umsetzung im Alltag an die Hand geben. Dabei berücksichtigen wir sowohl die positiven Effekte bestimmter Nährstoffe als auch die negativen Auswirkungen ungünstiger Ernährungsgewohnheiten.

Beginnen Sie mit einer Bestandsaufnahme Ihrer aktuellen Ernährung. Analysieren Sie, welche Lebensmittel Sie regelmäßig konsumieren und ob diese ausreichend Mikronährstoffe wie B-Vitamine, Vitamin E, Magnesium, Zink und Kupfer liefern. Integrieren Sie verstärkt nervenfreundliche Lebensmittel wie fetten Fisch (reich an Omega-3-Fettsäuren), grünes Blattgemüse, Hülsenfrüchte, Nüsse und Vollkornprodukte in Ihren Speiseplan. Achten Sie gleichzeitig darauf, potenziell schädliche Substanzen wie Alkohol zu meiden, da dieser Nervenschädigungen fördern kann. Sollten Sie den Verdacht auf einen Nährstoffmangel haben oder Schwierigkeiten bei der Ernährungsumstellung, zögern Sie nicht, ärztlichen Rat einzuholen. Ein Ernährungsberater kann Ihnen helfen, einen individuellen Ernährungsplan zu erstellen, der Ihre Bedürfnisse und Ihre Erkrankung berücksichtigt.

Neben der Auswahl der richtigen Lebensmittel spielt auch die Gestaltung Ihrer Mahlzeiten eine wichtige Rolle. Regelmäßige Mahlzeiten und Zwischenmahlzeiten helfen, Ihren Blutzuckerspiegel stabil zu halten, was besonders bei diabetischer Polyneuropathie entscheidend ist. Die Teller-Methode bietet eine einfache Möglichkeit, Ihre Portionsgrößen zu kontrollieren und eine ausgewogene Nährstoffzufuhr sicherzustellen. Denken Sie daran, dass eine langfristige Blutzuckerkontrolle entscheidend ist, um das Fortschreiten der Neuropathie zu verlangsamen und Ihre Symptome zu lindern. Auch die Unterstützung Ihrer Verdauungsprozesse kann die Nährstoffaufnahme optimieren. Achten Sie auf ausreichende Flüssigkeitszufuhr, eine ballaststoffreiche Ernährung und regelmäßige Bewegung.

Die Umsetzung einer Ernährungsumstellung kann herausfordernd sein. Beginnen Sie mit kleinen, realistischen Schritten und konzentrieren Sie sich auf jeweils einen Aspekt, zum Beispiel den Alkoholverzicht oder die Integration von mehr Gemüse in Ihre Ernährung. Suchen Sie sich Unterstützung bei Familie, Freunden oder in Selbsthilfegruppen. Feiern Sie Ihre Erfolge und lassen Sie sich von Rückschlägen nicht entmutigen. Eine gesunde Ernährung ist ein kontinuierlicher Prozess, der Anpassungen und Geduld erfordert.

Mit einer bewussten Ernährung, die Ihre individuellen Bedürfnisse und die Anforderungen Ihrer Erkrankung berücksichtigt, können Sie aktiv zu Ihrem Wohlbefinden beitragen und die Herausforderungen der Polyneuropathie besser meistern. Investieren Sie in Ihre Gesundheit – es lohnt sich!

4. Alltagsbewältigung

Wie meistert man den Alltag, wenn selbst kleine Handgriffe zur Herausforderung werden? Die Diagnose Polyneuropathie verändert das tägliche Leben grundlegend und erfordert neue Strategien für gewohnte Abläufe. Von der Gestaltung des Wohnumfelds bis zur Bewältigung beruflicher Aufgaben gilt es, praktische Lösungen zu finden. Die Anpassung an die veränderte Lebenssituation betrifft dabei nicht nur die körperliche, sondern auch die soziale Ebene. In diesem Kapitel zeigen wir erprobte Wege auf, wie Sie trotz Einschränkungen ein selbstbestimmtes Leben führen können.

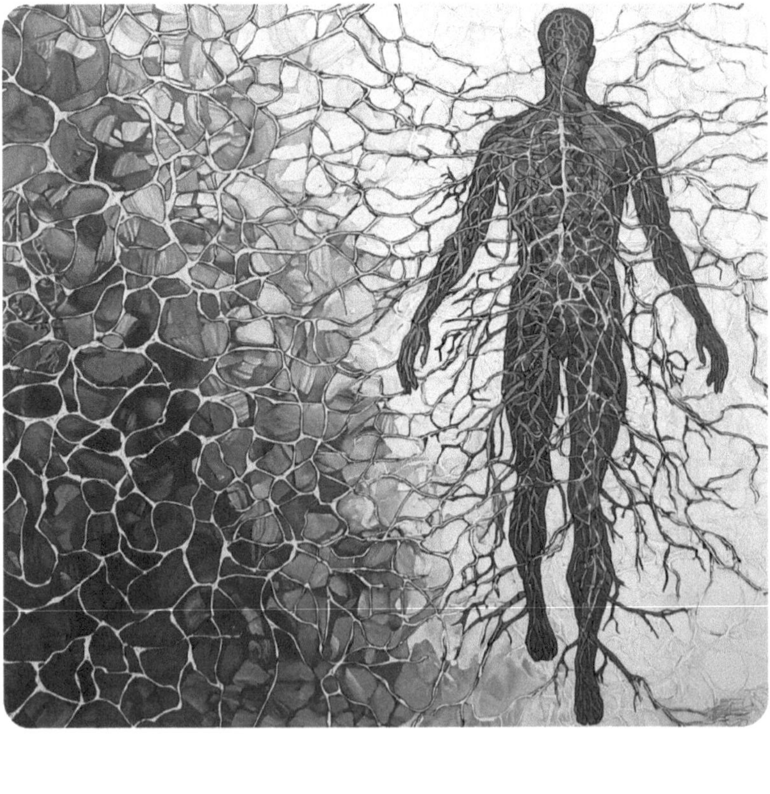

4. 1 Häusliche Anpassungen

Polyneuropathie und Nervenschmerzen beeinträchtigen die Alltagsbewältigung. Häusliche Anpassungen steigern die Sicherheit und Selbstständigkeit, indem sie Stolperfallen minimieren und die Bewegungsfreiheit verbessern. Die Wohnraumanpassung berücksichtigt individuelle Bedürfnisse und körperliche Einschränkungen, um alltägliche Aufgaben zu erleichtern und die Lebensqualität zu erhöhen. Entdecken Sie, wie Sie Ihr Zuhause in eine sichere und komfortable Umgebung verwandeln.

Häusliche Anpassungen bei Polyneuropathie sind kein einmaliger Akt, sondern ein fortlaufender Prozess, der sich an die sich verändernden Bedürfnisse des Betroffenen anpassen muss.

Wohnraumgestaltung

Eine durchdachte Wohnraumgestaltung kann bei Polyneuropathie und Nervenschmerzen die Lebensqualität erheblich verbessern und die Selbstständigkeit erhalten. Der Fokus liegt darauf, Stolperfallen zu minimieren und die Bewegungsfreiheit zu maximieren. Teppiche mit hochstehenden Kanten sollten entfernt oder durch rutschfeste Varianten ersetzt werden. Lose Kabel sollten sicher verlegt und Möbelstücke so angeordnet sein, dass ausreichend Platz zum Navigieren, insbesondere mit Gehhilfen, vorhanden ist. Eine gute Ausleuchtung ist unerlässlich, um die Wahrnehmung der Umgebung zu verbessern und Stolperfallen frühzeitig zu erkennen. Nachtlichter im Flur oder Bewegungsmelder können die Sicherheit zusätzlich erhöhen. Im Badezimmer bieten Haltegriffe an strategischen Punkten wie Dusche, Toilette und Waschbecken zusätzlichen Halt und reduzieren das Sturzrisiko, ähnlich wie Handläufe an Treppen [s97]. Ergänzend zur Sturzprävention ist die Anpassung des Wohnraums an die individuellen Bedürfnisse bei Polyneuropathie entscheidend. Die Anordnung von Möbeln und Gebrauchsgegenständen sollte den körperlichen Einschränkungen Rechnung tragen. Häufig genutzte Gegenstände sollten in bequemer Greifhöhe platziert werden, um Überanstrengungen und Schmerzen zu vermeiden. Das gilt etwa für Küchenutensilien, Kleidungsstücke oder Hygieneartikel. Ergänzend kann ein höhenverstellbarer Stuhl oder Hocker die Durchführung von Tätigkeiten im Sitzen ermöglichen und so die Belastung auf Beine und Füße reduzieren. Auch im Schlafzimmer kann ein höhenverstellbares Bett den Ein- und Ausstieg erleichtern und die Pflege vereinfachen. Die Reduzierung von Kraftaufwand durch die optimale Platzierung von Gegenständen kann die Energieeinsparung unterstützen und die Durchführung alltäglicher Aufgaben erleichtern, besonders relevant bei Einschränkungen der oberen Extremitäten [s97]. Durch gezielte Anpassungen des Wohnraums lässt sich so ein sicheres und

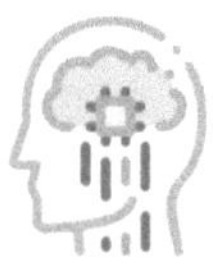

komfortables Umfeld schaffen, das die Selbstständigkeit fördert und die Lebensqualität bei Polyneuropathie und Nervenschmerzen verbessert. Eine Beratung durch einen Ergotherapeuten kann hierbei wertvolle Unterstützung bieten und individuelle Lösungen aufzeigen.

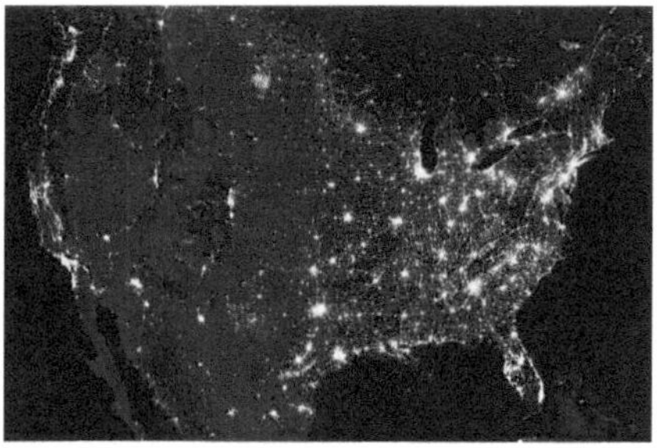

Nachtlichter [i23]

Gut zu wissen

Bewegungsmelder

Bewegungsmelder schalten automatisch das Licht an, wenn sie Bewegung registrieren. Dies ist besonders hilfreich für Menschen mit Polyneuropathie, da sie Stolperfallen im Dunkeln leichter erkennen und Stürze vermeiden können, ohne selbst einen Lichtschalter betätigen zu müssen.

Ergotherapeut

Ergotherapeuten sind Spezialisten, die Menschen mit körperlichen Einschränkungen dabei helfen, ihren Alltag besser zu bewältigen. Bei Polyneuropathie können sie individuelle Anpassungen im Wohnraum empfehlen, um die Sicherheit und Selbstständigkeit zu verbessern und die Belastung durch Schmerzen zu reduzieren.

Höhenverstellbar

Höhenverstellbare Möbel wie Stühle, Tische oder Betten ermöglichen es Menschen mit Polyneuropathie, die Höhe an ihre individuellen Bedürfnisse anzupassen. Dies kann die Belastung auf Gelenke reduzieren, die Durchführung alltäglicher Aufgaben erleichtern und die Selbstständigkeit fördern.

Höhenverstellbar

Höhenverstellbare Möbelstücke, wie Betten oder Stühle, können bei Polyneuropathie den Ein- und Ausstieg erleichtern und so die Belastung der Nerven und Muskeln reduzieren. Dies ist besonders hilfreich bei Schmerzen oder Bewegungseinschränkungen.

Wohnraumanpassungen für Polyneuropathie

Verteilung der Wohnraumanpassungen nach Bereich.

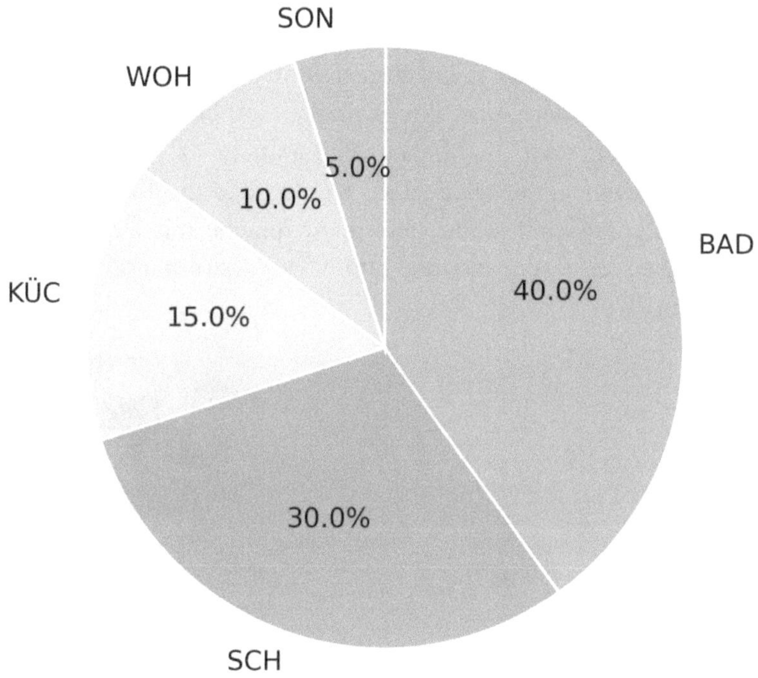

BAD: Badezimmer

KÜC: Küche

SCH: Schlafzimmer

SON: Sonstige Bereiche

WOH: Wohnzimmer

Der größte Teil der Anpassungen konzentriert sich auf die Sicherheit im Badezimmer, was die Bedeutung der Sturzprävention und der Benutzerfreundlichkeit in diesem häufig genutzten Bereich unterstreicht. Schlafzimmeranpassungen sind ebenfalls wichtig und betonen die Notwendigkeit von komfortablem und zugänglichem Ausruhen. Küchen- und Wohnzimmeranpassungen spielen, obwohl sie einen geringeren Anteil ausmachen, immer noch eine entscheidende Rolle für die Erhaltung der Unabhängigkeit und Lebensqualität. Insgesamt deutet die Verteilung auf eine Priorisierung von Sicherheit und Zugänglichkeit in Schlüsselbereichen des Hauses hin.

Hilfsmittelauswahl

Die Auswahl geeigneter Hilfsmittel spielt eine entscheidende Rolle für die Bewältigung des Alltags mit Polyneuropathie und Nervenschmerzen. Neben den baulichen Anpassungen im Wohnraum können gezielt ausgewählte Hilfsmittel die Selbstständigkeit fördern und die Sicherheit erhöhen. Eine frühzeitige Auseinandersetzung mit möglichen Hilfsmitteln ist ratsam, um den individuellen Bedürfnissen gerecht zu werden und die Lebensqualität zu verbessern. Die Auswahl sollte stets in Absprache mit einem Arzt oder Ergotherapeuten erfolgen, um die optimale Passform und Funktion zu gewährleisten.

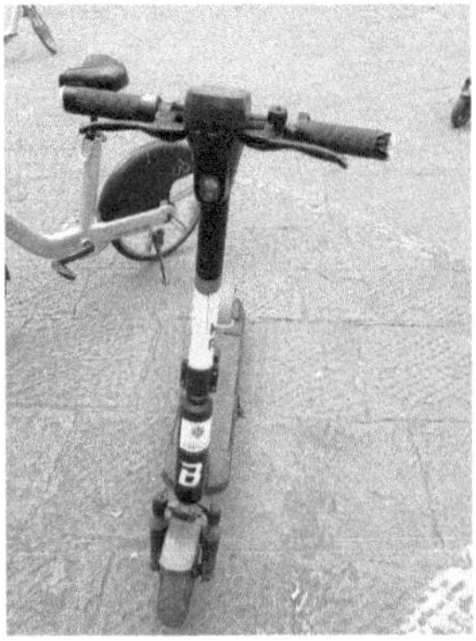

Elektromobil [i24]

Hilfsmittel können in verschiedene Kategorien unterteilt werden: Mobilitätshilfen, Alltagshilfen und Hilfsmittel zur Schmerzlinderung. Mobilitätshilfen, wie Gehstöcke, Rollatoren oder Elektromobile, unterstützen die Fortbewegung innerhalb und außerhalb der Wohnung. Sie entlasten die Beine und Füße und reduzieren das Sturzrisiko, insbesondere bei Gleichgewichtsstörungen oder Muskelschwäche. Alltagshilfen erleichtern die Verrichtung alltäglicher Aufgaben. Dazu gehören beispielsweise Anziehhilfen, Greifzangen oder spezielle Besteckgriffe, die den Kraftaufwand reduzieren und die Feinmotorik unterstützen. Hilfsmittel zur Schmerzlinderung, wie orthopädische Einlagen oder TENS-Geräte, können dazu beitragen, neuropathische Schmerzen zu lindern und die Mobilität zu verbessern. Ein individuell angepasstes Schuhwerk mit weicher Sohle und guter Dämpfung kann Druckstellen und Schmerzen an den Füßen reduzieren. Die richtige Auswahl der Hilfsmittel hängt vom individuellen Krankheitsverlauf und den persönlichen Bedürfnissen ab. Eine Hausbewertung durch einen Ergotherapeuten kann helfen, potenzielle Sturzgefahren zu identifizieren und geeignete Anpassungen und Hilfsmittel zu empfehlen [s98] [s99]. Dabei ist zu beachten, dass Hausanpassungen, die auf funktionelle Unabhängigkeit abzielen, bisher nicht hinsichtlich ihrer Auswirkungen auf Sturzraten bewertet wurden [s98]. Ein Beispiel hierfür wäre die Installation eines Treppenlifts, der zwar die Mobilität innerhalb des Hauses verbessert, aber nicht direkt das Sturzrisiko an sich minimiert. Vielmehr erlaubt er dem Betroffenen, trotz Mobilitätseinschränkungen, am Leben teilzuhaben. Auch spezielle Linsen können bei aktiveren Personen Stürze reduzieren, während sie

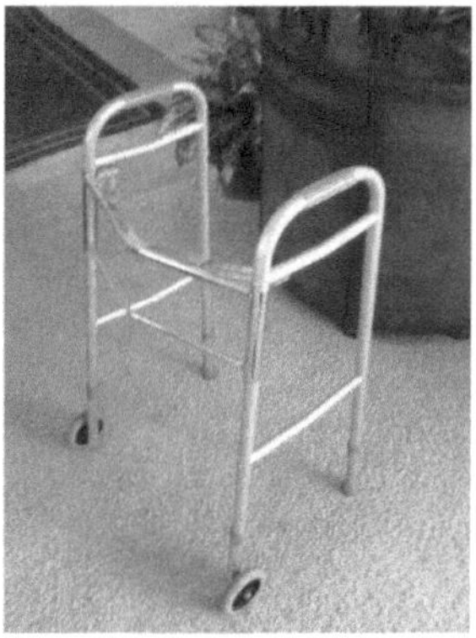

Rollator [i25]

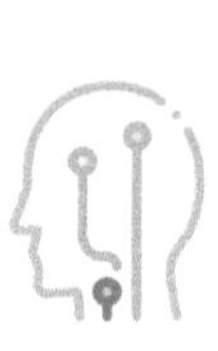

bei weniger aktiven Personen zu einem Anstieg von Stürzen im Freien führen können [s99]. Die Auswahl und Anpassung von Hilfsmitteln sollte daher immer individuell erfolgen und die spezifischen Bedürfnisse und Lebensumstände des Betroffenen berücksichtigen. Die Kontrolle des Blutzuckerspiegels und ein überwachtes Trainingsprogramm können ebenfalls zur Prävention beitragen und die Ergebnisse bei diabetischer Neuropathie verbessern [s100].

Gut zu wissen

Diabetische Neuropathie

Diabetische Neuropathie ist eine Nervenschädigung, die als Folge von Diabetes mellitus auftreten kann. Hoher Blutzucker schädigt die Nervenfasern, was zu Schmerzen, Taubheitsgefühlen und Kribbeln in den Füßen und Beinen führen kann. Im Kontext von häuslichen Anpassungen ist es wichtig, Stürze durch diese Symptome zu vermeiden.

Orthopädische Einlagen

Orthopädische Einlagen sind speziell angefertigte Schuheinlagen, die Fehlstellungen der Füße korrigieren und die Druckverteilung verbessern. Bei Polyneuropathie können sie helfen, Schmerzen und Druckstellen an den Füßen zu reduzieren und das Gehen zu erleichtern. Sie können auch das Sturzrisiko minimieren, indem sie für mehr Stabilität sorgen.

Häufigkeit der Nutzung von Hilfsmitteln

Nutzungshäufigkeit von Hilfsmitteln bei Neuropathie.

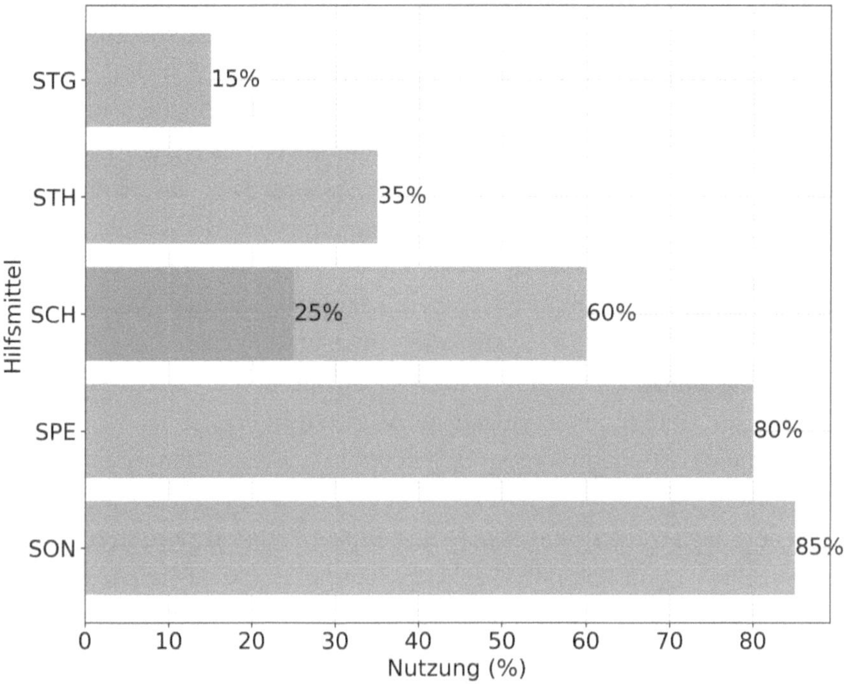

SCH: Schienen/Orthesen

SPE: Spezialbesteck

STH: Stöcke/Gehhilfen

SON: Sonstige Hilfsmittel

STG: Stützgriffe

Das Diagramm zeigt die unterschiedlichen Nutzungsraten verschiedener Hilfsmittel. Haltegriffe und angepasstes Schuhwerk weisen eine hohe Nutzung auf, was darauf hindeutet, dass sie für die Mobilität und Schmerzbewältigung unerlässlich sind. Die mäßige Verwendung von Stöcken/Gehhilfen deutet darauf hin, dass ein Teil der Personen Unterstützung beim Gehen benötigt, diese aber möglicherweise nicht ständig nutzt. Die geringere Verwendung anderer Hilfsmittel wie Schienen/Orthesen und Spezialbesteck könnte individuelle Bedürfnisse und Vorlieben widerspiegeln oder auch ein begrenztes Bewusstsein für deren Verfügbarkeit und Nutzen.

Sturzprophylaxe

Sturzprävention im häuslichen Umfeld gewinnt bei Polyneuropathie und Nervenschmerzen an Bedeutung, da sensorische Defizite und motorische Einschränkungen das Sturzrisiko erhöhen. Ein wichtiger Aspekt ist die Optimierung der Bodenbeschaffenheit. Unebene Böden, rutschende Teppiche oder lose Kabel stellen erhebliche Gefahrenquellen dar. So können fest verlegte, rutschfeste Bodenbeläge und das Sichern von Kabeln unter Leisten oder Teppichkanten die Sicherheit deutlich verbessern. Eine weitere Maßnahme ist die Installation von rutschhemmenden Matten in Nassbereichen wie Bad und Küche. Neben der Bodenbeschaffenheit spielt die Beleuchtung eine entscheidende Rolle. Schlecht beleuchtete Räume erschweren die Orientierung und erhöhen die Gefahr, über Gegenstände zu stolpern. Daher ist auf eine ausreichende, gleichmäßige Beleuchtung zu achten. Zusätzliche Lichtquellen an Treppen, in Fluren oder im Schlafzimmer können die Sicherheit weiter erhöhen. Auch der Einsatz von Bewegungsmeldern, die bei Bedarf automatisch Licht aktivieren, kann hilfreich sein. Die richtige Möblierung trägt ebenfalls zur Sturzprävention bei. Sperrige Möbelstücke, die den Bewegungsfluss behindern, sollten entfernt oder umgestellt werden. Freie Gehwege erleichtern die Navigation im Raum, insbesondere bei der Nutzung von gehhilfen. Stabile Möbelstücke, die als Stütze dienen können, sind vorteilhaft. So kann ein stabiler Esstischstuhl bei einem Schwächeanfall Halt bieten. Zusätzlich zu den baulichen Anpassungen sind Hilfsmittel ein wichtiger Aspekt der Sturzprophylaxe. Gehhilfen wie Gehstöcke, Rollatoren oder Unterarmgehstützen bieten zusätzliche Stabilität und Sicherheit beim Gehen. Die Wahl der passenden Gehhilfe sollte in Absprache mit einem Arzt oder Physiotherapeuten erfolgen, um die optimale Unterstützung zu gewährleisten. Auch die Verwendung von rutschfestem Schuhwerk mit flachem Absatz und guter Fußbettung trägt zur Sturzvermeidung bei. Schuhe mit hohem Absatz oder glatten Sohlen sollten vermieden werden, da sie das Gleichgewicht beeinträchtigen können.

Eine regelmäßige Überprüfung der Sehstärke ist ebenfalls empfehlenswert. Eine Sehschwäche kann die Wahrnehmung der Umgebung beeinträchtigen und das Sturzrisiko erhöhen. Das Tragen einer korrigierenden Brille oder Kontaktlinsen kann hier Abhilfe schaffen. Zusätzlich sind regelmäßige Übungen zur Verbesserung von Gleichgewicht, Koordination und Muskelkraft ratsam. Diese können unter Anleitung eines Physiotherapeuten erlernt und durchgeführt werden.

- Übungen zur Stärkung der Beinmuskulatur
- Gleichgewichtstraining, z.B. auf einem Bein stehen
- Koordinationsübungen, z.B. rückwärts gehen oder auf einer Linie balancieren

Durch eine Kombination aus baulichen Maßnahmen, Hilfsmitteln und gezieltem Training lässt sich das Sturzrisiko im häuslichen Umfeld deutlich reduzieren und die Sicherheit von Menschen mit Polyneuropathie und Nervenschmerzen erhöhen. Eine Beratung durch einen ergotherapeuten kann dabei helfen, individuelle Lösungen zu finden und die Wohnumgebung optimal an die persönlichen Bedürfnisse anzupassen. Er kann beispielsweise die Notwendigkeit von Haltegriffen im Bad, einer Rampe am Hauseingang oder eines Treppenlifts beurteilen und die entsprechenden Anpassungen empfehlen.

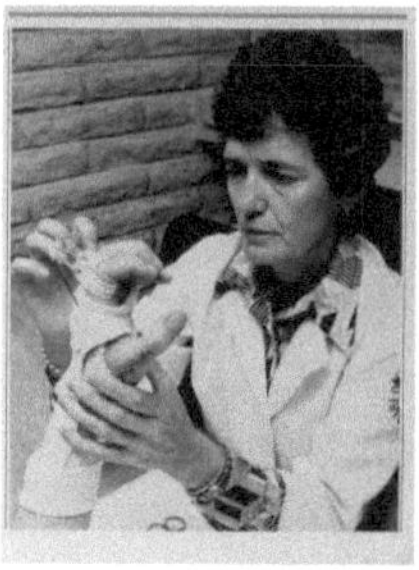

Ergotherapeuten [i26]

Sturzpräventionsmaßnahmen

Kosten-Nutzen-Verhältnis von Wohnungsanpassungen zur Sturzprävention im Zusammenhang mit Neuropathie.

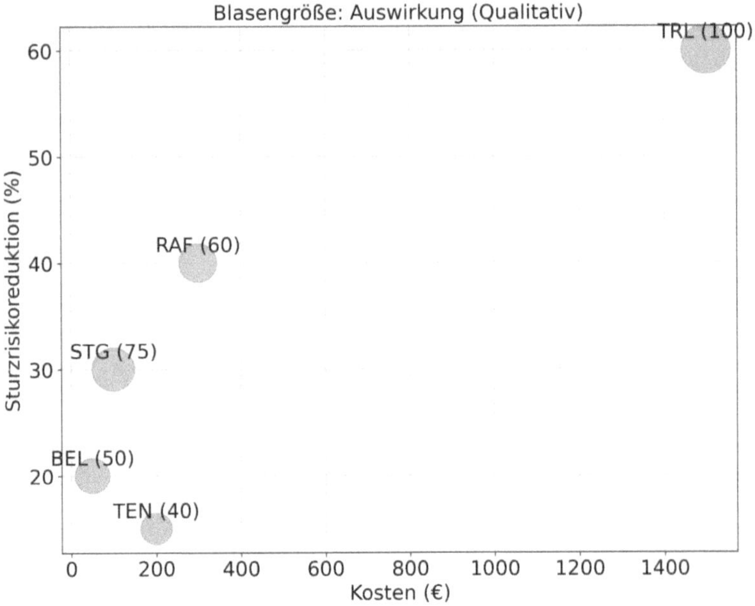

Blasengröße: Auswirkung (Qualitativ)

BEL: Verbesserte Beleuchtung

RAF: Rampenzugang

STG: Stützgriffe

TEN: Teppiche entfernen

TRL: Treppenlift

Diese Grafik zeigt, dass Haltegriffe und verbesserte Beleuchtung kosteneffektive Lösungen mit hohem Einfluss auf die Sturzrisikoreduktion sind. Treppenlifte sind zwar teurer, bieten aber eine erhebliche Risikominderung, die besonders für Personen mit starken Mobilitätseinschränkungen von Vorteil ist. Die Investition in mehrere Anpassungen verringert kumulativ das Sturzrisiko.

Konkrete Ratschläge

- Organisieren Sie Ihre Küchenschränke neu: Platzieren Sie häufig genutzte Gegenstände vorne und in Griffhöhe, schwerere unten.
- Beschaffen Sie sich einen ausziehbaren Hocker oder Tritthocker mit Haltegriff für die Küche, um Arbeiten in höheren Schränken sicher zu erledigen.
- Bringen Sie im Kleiderschrank Kleiderstangen in verschiedenen Höhen an, um alle Kleidungsstücke bequem zu erreichen.
- Nutzen Sie eine Greifzange für heruntergefallene Gegenstände, anstatt sich zu bücken.
- Ersetzen Sie herkömmliche Türklinken durch lange Drücker, die sich leichter bedienen lassen.
- Installieren Sie einen Seifenspender und einen elektrischen Handtuchspender im Badezimmer für mehr Komfort und Sicherheit.
- Markieren Sie Treppenstufen mit kontrastreichen Farben, um die Sichtbarkeit zu verbessern.
- Platzieren Sie einen Spiegel strategisch günstig, um sich im Rollstuhl sitzend vollständig zu sehen.
- Nutzen Sie schnurlose Telefone und Tablets, um die Bewegungsfreiheit im Haus zu erhöhen.
- Richten Sie sich einen zentralen "Kommandoplatz" ein, an dem alle wichtigen Dinge griffbereit sind.
- Beschriften Sie Schubladen und Schränke mit großen, gut lesbaren Etiketten.
- Überlegen Sie, ob ein Hausnotrufsystem für zusätzliche Sicherheit sinnvoll ist.
- Denken Sie über den Einbau eines Schlüsselfinders nach, um die Suche nach Schlüsseln zu erleichtern.

4. 2 Berufliche Integration

Polyneuropathie und Nervenschmerzen können die berufliche Tätigkeit erheblich beeinträchtigen. Dieser Ratgeber erörtert die Herausforderungen der beruflichen Integration – von der Anpassung des Arbeitsplatzes über die Steuerung der Belastung bis hin zur möglichen Tätigkeitsanpassung. Erfahren Sie, wie Sie Ihre Arbeitsfähigkeit erhalten oder wiedererlangen und trotz der Erkrankung aktiv am Berufsleben teilhaben können. Lesen Sie weiter und entdecken Sie konkrete Strategien und praktische Tipps für Ihre individuelle Situation.

Berufliche Integration bei Polyneuropathie gelingt durch die Kombination individueller Anpassungen am Arbeitsplatz, angepasster Arbeitsweise und offener Kommunikation mit dem Arbeitgeber.

Arbeitsplatzgestaltung

Eine angepasste Arbeitsplatzgestaltung kann bei Polyneuropathie und Nervenschmerzen entscheidend zu Wohlbefinden und Leistungsfähigkeit beitragen. Ergonomische Anpassungen reduzieren die Belastung von Nerven und Muskulatur und minimieren so Schmerzen und Beschwerden. Die individuelle Gestaltung des Arbeitsplatzes sollte auf die spezifischen Symptome und Einschränkungen abgestimmt sein. Beginnen Sie mit der Sitzposition. Ein ergonomischer Stuhl mit verstellbarer Höhe, Rückenlehne und Armlehnen ermöglicht eine dynamische Sitzhaltung und entlastet die Wirbelsäule. Achten Sie auf eine aufrechte Haltung mit einem 90°-Winkel in Hüfte und Knie. Die Füße sollten flach auf dem Boden oder einer Fußstütze stehen. Dynamisches Sitzen, also regelmäßiges Verändern der Sitzposition und kurze Bewegungspausen, beugt Verspannungen und Schmerzen vor. Ein höhenverstellbarer Schreibtisch erlaubt zudem abwechselndes Arbeiten im Sitzen und Stehen. So können Sie die Belastung auf Beine und Rücken reduzieren und die Durchblutung fördern. Die Positionierung von Bildschirm, Tastatur und Maus beeinflusst die Belastung von Nacken, Schultern und Armen. Der Bildschirm sollte in einem Abstand von etwa einer Armlänge positioniert und der obere Bildschirmrand auf Augenhöhe ausgerichtet sein. Eine externe Tastatur und Maus ermöglichen eine flexible Anpassung an die individuelle Körperhaltung. Vertikale Mäuse entlasten das Handgelenk und können Schmerzen im Unterarm vorbeugen. Achten Sie auf ausreichend Bewegungsfreiheit unter dem Schreibtisch, um die Beine bequem positionieren zu können. Auch die Arbeitsorganisation lässt sich an die Bedürfnisse von Menschen mit Polyneuropathie und Nervenschmerzen anpassen. Regelmäßige Pausen helfen, Schmerzen und Ermüdungserscheinungen vorzubeugen. Kurze Pausen alle 30-60 Minuten, in denen Sie aufstehen, sich bewegen oder Dehnübungen durchführen, sind effektiver als wenige lange Pausen. Integrieren Sie kurze Bewegungseinheiten in Ihren Arbeitsalltag, etwa indem Sie zu Fuß zu Besprechungen gehen oder Treppen statt Aufzug benutzen. Planen Sie Ihre Aufgaben so, dass anstrengende Tätigkeiten auf Zeiten mit geringer Schmerzintensität fallen. Die Raumgestaltung spielt ebenfalls eine Rolle. Eine ausreichende Beleuchtung des Arbeitsplatzes reduziert die Belastung der Augen und beugt Kopfschmerzen vor. Vermeiden Sie Blendung durch direktes Sonnenlicht oder künstliche Lichtquellen. Eine angenehme Raumtemperatur und gute Belüftung tragen zum Wohlbefinden bei. Reduzieren Sie Lärmquellen, um die Konzentration zu fördern und Stress zu minimieren. Kopfhörer mit Geräuschunterdrückung können bei Bedarf hilfreich sein. Hilfsmittel können die Arbeit erleichtern und die Belastung reduzieren. Ein Diktierprogramm kann beispielsweise das Schreiben am Computer ersetzen und so die Belastung der Hände minimieren. Spezielle Tastaturen und Mäuse für Menschen mit eingeschränkter Handfunktion erleichtern die Bedienung des Computers. Greifhilfen unterstützen beim Heben und Tragen von Gegenständen. Besprechen Sie den Einsatz von Hilfsmitteln mit Ihrem Arzt oder ergotherapeuten. Dieser kann Ihnen geeignete Hilfsmittel empfehlen und bei der Anpassung an Ihren Arbeitsplatz unterstützen.

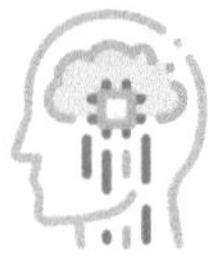

Die Kommunikation mit dem Arbeitgeber ist wichtig, um die notwendigen Anpassungen am Arbeitsplatz zu ermöglichen. Informieren Sie Ihren Arbeitgeber über Ihre Erkrankung und die damit verbundenen Einschränkungen. Besprechen Sie gemeinsam, welche Maßnahmen zur Verbesserung Ihrer Arbeitssituation getroffen werden können. Ein ärztliches Attest kann die Notwendigkeit von Anpassungen belegen. Nutzen Sie die Möglichkeit der Beratung durch den Betriebsarzt oder einen externen Experten für

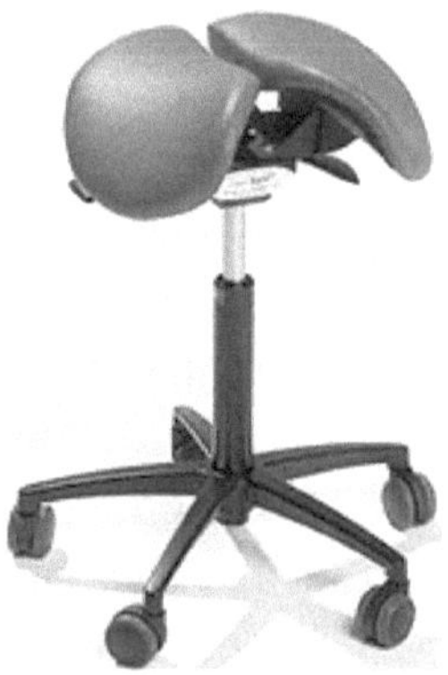

Sattelstuhl [i27]

Arbeitsplatzergonomie. Gemeinsam können Sie Lösungen entwickeln, die Ihnen ein beschwerdefreies und produktives Arbeiten ermöglichen. Ein gut angepasster Arbeitsplatz trägt nicht nur zur Schmerzlinderung bei, sondern fördert auch die Arbeitszufriedenheit und die Teilhabe am Arbeitsleben. Investieren Sie Zeit und Mühe in die Gestaltung Ihres Arbeitsplatzes – es lohnt sich! Sollten Sie beispielsweise Schwierigkeiten beim längeren Stehen haben, kann eine Stehhilfe mit Sattelstuhl eine ergonomische Alternative bieten, die die Belastung auf Beine und Rücken minimiert und gleichzeitig Bewegung fördert.

Diktierprogramm

Ein Diktierprogramm kann für Menschen mit Polyneuropathie hilfreich sein, die Schwierigkeiten beim Tippen haben, da es die Belastung der Hände und Finger reduziert und so Schmerzen und Ermüdungserscheinungen vorbeugt.

Dynamisches Sitzen

Dynamisches Sitzen hilft, die Belastung der Nerven und Muskeln bei Polyneuropathie zu reduzieren, indem die Sitzposition regelmäßig verändert wird. Dies fördert die Durchblutung und beugt Verspannungen und Schmerzen vor.

Höhenverstellbarer Schreibtisch

Ein höhenverstellbarer Schreibtisch ermöglicht es Menschen mit Polyneuropathie, zwischen Sitzen und Stehen zu wechseln. Dies kann helfen, die Belastung bestimmter Nerven zu reduzieren und die Durchblutung zu verbessern, was Schmerzen und Steifheit lindern kann.

Vertikale Maus

Vertikale Mäuse können bei Polyneuropathie helfen, indem sie die Handgelenke in einer neutraleren Position halten und so die Belastung der Nerven im Handgelenk und Unterarm reduzieren. Dies kann Schmerzen und Beschwerden lindern.

Ergonomische Anpassungen bei peripherer Neuropathie

Auswirkungen von Anpassungen auf Komfort und Produktivität

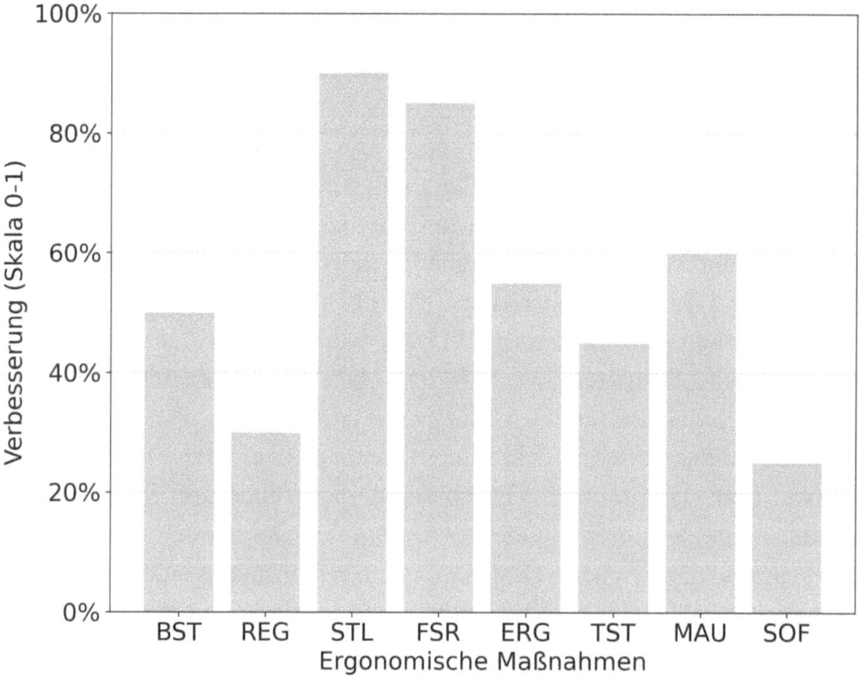

BST: Blendschutzschirm

FSR: Fußstütze

REG: Regelmäßige Pausen

STL: Verstellbarer Stuhl

ERG: Ergonomische Tastatur

MAU: Ergonomische Maus

SOF: Adaptive Software

TST: Tastaturablage

Das Diagramm verdeutlicht die signifikanten positiven Auswirkungen ergonomischer Maßnahmen auf Komfort und Produktivität von Personen mit peripherer Neuropathie. Verstellbare Stühle und Fußstützen zeigen den größten Nutzen, was darauf hindeutet, dass personalisierte Unterstützung entscheidend ist. Während Blendschutzschirme und Tastaturablagen moderate Verbesserungen bieten, leisten regelmäßige Pausen und adaptive Software einen kleineren, aber dennoch wertvollen Beitrag zum allgemeinen Wohlbefinden und zur Arbeitseffizienz.

Belastungssteuerung

Belastungssteuerung hilft Menschen mit Polyneuropathie und Nervenschmerzen, ihre Energie effektiv einzuteilen und Überlastung zu vermeiden. Das bedeutet, Aktivitäten so zu planen und zu dosieren, dass Schmerzen und Erschöpfung minimiert werden, ohne dabei völlig auf Engagement zu verzichten. Ein wichtiger Aspekt ist das bewusste Wahrnehmen der eigenen Körpersignale. Schmerz, Müdigkeit und andere Symptome dienen als Indikatoren für die aktuelle Belastungsgrenze. Lernen Sie, diese Signale zu deuten und rechtzeitig zu reagieren, indem Sie Pausen einlegen oder die Intensität der Tätigkeit reduzieren. [s101] Eine praktikable Strategie zur Umsetzung ist das "Pacing". Dabei werden Aktivitäten in kleinere, überschaubare Einheiten unterteilt, zwischen denen ausreichend Zeit für Erholung eingeplant wird. Anstatt eine Aufgabe bis zur Erschöpfung durchzuführen, verteilen Sie die Belastung über den Tag oder die Woche. Z.B. könnte eine Gartenarbeit, die früher am Stück erledigt wurde, nun in drei kürzere Abschnitte aufgeteilt werden, mit Ruhepausen dazwischen. Das Ziel ist, ein konstantes Aktivitätsniveau zu halten und Leistungsspitzen, die zu verstärkten Symptomen führen, zu vermeiden. [s101]

Neben der Strukturierung von Aktivitäten spielt auch die Anpassung der Arbeitsumgebung eine wichtige Rolle bei der Belastungssteuerung. ergonomische Gestaltung des Arbeitsplatzes, wie im vorherigen Abschnitt beschrieben, reduziert physische Belastungen. Darüber hinaus können auch kognitive Belastungen durch gezielte Maßnahmen reduziert werden. Priorisieren Sie Aufgaben, delegieren Sie wenn möglich und schaffen Sie sich einen ruhigen Arbeitsbereich, um Konzentration zu fördern und Stress zu minimieren. [s102] Regelmäßige Pausen, in denen sich die Hände und Handgelenke erholen können, sind ebenfalls wichtig, um Beschwerden zu reduzieren. [s102] Körperliche Aktivität sollte trotz der Erkrankung in den Alltag integriert werden, jedoch angepasst an die individuellen Möglichkeiten. [s103] Bewegung kann helfen, Schmerzen zu lindern und die körperliche Funktion zu verbessern, sollte aber immer im Rahmen der persönlichen Belastungsgrenze bleiben und post-exertielle Malaise vermeiden. Besprechen Sie geeignete Aktivitäten und deren Intensität mit Ihrem Arzt oder Physiotherapeuten, um einen individuellen Trainingsplan zu erstellen. [s103] Unterstützte Aktivitäten, wie z.B. Wassergymnastik oder Fahrradfahren mit elektrischer Unterstützung, können eine schonende Möglichkeit bieten, aktiv zu bleiben, ohne sich zu überfordern. [s103] Die Belastungssteuerung erfordert kontinuierliches Beobachten, Anpassen und Optimieren. Finden Sie heraus, welche Strategien für Sie am besten funktionieren und integrieren Sie diese in Ihren Alltag. Es ist ein Prozess des Lernens und der Selbstfürsorge, der Ihnen hilft, Ihre Energie effizient zu nutzen und Ihre Lebensqualität zu verbessern.

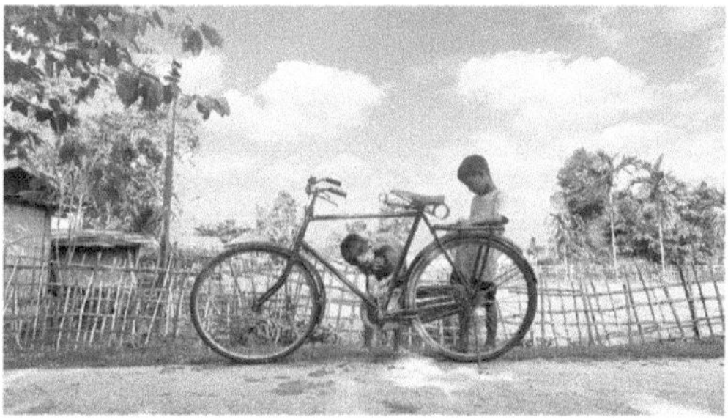

Fahrrad [i28]

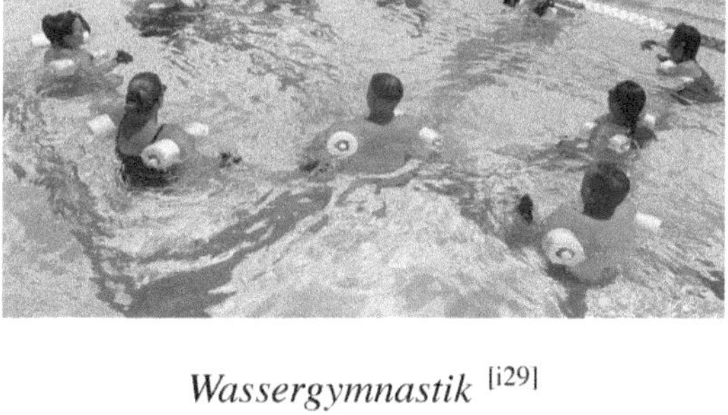

Wassergymnastik [i29]

Beispielhafter Tagesbelastungsverlauf mit Polyneuropathie

Veranschaulicht den schwankenden Belastungsempfinden im Laufe eines Arbeitstages bei einer Person mit Polyneuropathie.

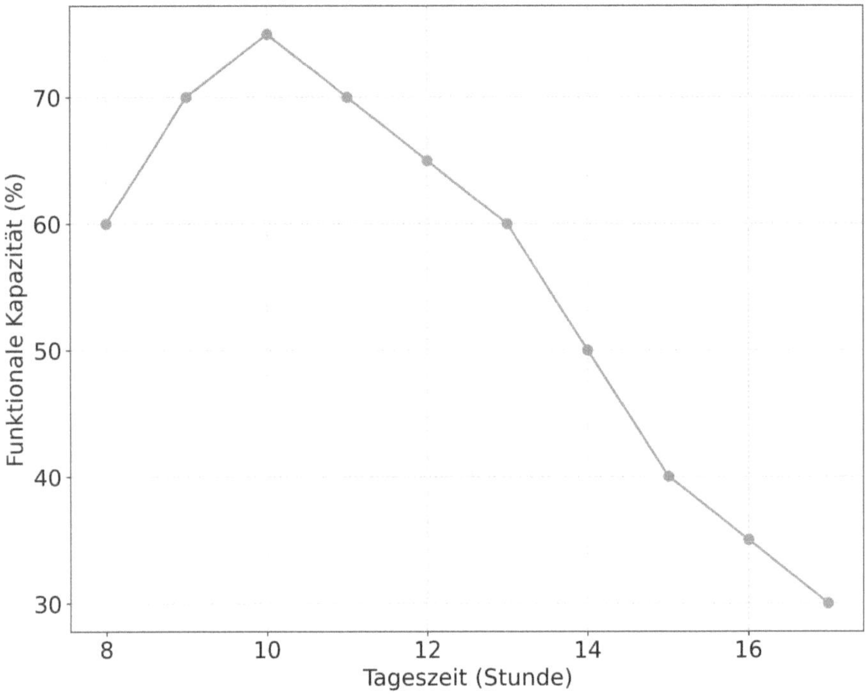

Diese Grafik zeigt, wie Schmerzen und Müdigkeit im Laufe des Tages zunehmen können, was möglicherweise zu einem erheblichen Rückgang der Funktionsfähigkeit am Ende des Arbeitstages führt. Der anfängliche Anstieg der Belastung stellt die positive Auswirkung von Aktivität und Engagement dar, aber der darauffolgende Rückgang spiegelt die kumulativen Auswirkungen von Schmerzen und Müdigkeit im Zusammenhang mit Polyneuropathie wider. Dies unterstreicht die Bedeutung von Tempo und Aktivitätsmanagement, um Überanstrengung zu vermeiden und die Funktionalität zu erhalten.

Tätigkeitsanpassung

Tätigkeitsanpassung bei Polyneuropathie und Nervenschmerzen bedeutet, die berufliche Tätigkeit an die individuellen Einschränkungen anzupassen, um Beschwerden zu minimieren und die Arbeitsfähigkeit zu erhalten [s104]. Dies kann sowohl die Art der Tätigkeit als auch die Arbeitsweise betreffen. Eine Umschulung oder Weiterbildung kann neue berufliche Perspektiven eröffnen, die den körperlichen Möglichkeiten besser entsprechen [s104]. So könnte jemand, der früher körperlich schwer gearbeitet hat, eine Tätigkeit im kaufmännischen Bereich anstreben. Auch innerhalb des bestehenden Berufsfeldes lassen sich Anpassungen vornehmen. Statt im Außendienst zu arbeiten, könnte man innerhalb des Unternehmens eine Bürotätigkeit übernehmen. Neben der Art der Tätigkeit ist auch die Gestaltung der Arbeitsabläufe relevant. Hierbei geht es darum, Belastungen zu reduzieren und Ressourcen zu schonen. Das kann durch technische Hilfsmittel geschehen, wie Sprachsteuerungssoftware zur Bedienung des Computers oder höhenverstellbare Schreibtische. Auch organisatorische Maßnahmen, wie flexible Arbeitszeiten oder die Möglichkeit zur Telearbeit, können die Arbeitsbedingungen verbessern und Schmerzen minimieren [s105]. Wichtig ist, die individuellen Bedürfnisse und Einschränkungen zu berücksichtigen und gemeinsam mit dem Arbeitgeber Lösungen zu erarbeiten. Eine offene Kommunikation mit dem Arbeitgeber über die Erkrankung und die damit verbundenen Einschränkungen ist grundlegend für eine erfolgreiche Tätigkeitsanpassung [s105]. Ein ärztliches Attest kann die Notwendigkeit von Anpassungen untermauern und den Dialog mit dem Arbeitgeber erleichtern. Die berufliche Integration nach einer Erkrankung wie Polyneuropathie erfordert oft Unterstützung durch Fachkräfte [s104]. ergotherapeuten können bei der Anpassung des Arbeitsplatzes und der Schulung im Umgang mit Hilfsmitteln helfen. Sie analysieren die Arbeitsabläufe und erarbeiten individuelle Lösungen, die den körperlichen Einschränkungen des Betroffenen gerecht werden. Auch Psychologen können unterstützen, indem sie bei der Bewältigung der emotionalen Belastung durch die Erkrankung helfen und Strategien zur Stressbewältigung vermitteln. Die Zusammenarbeit verschiedener Fachdisziplinen, wie Physiotherapeuten, Psychologen und Sozialarbeitern, ist oft sinnvoll, um die berufliche Integration ganzheitlich zu fördern [s105]. So kann ein Physiotherapeut Übungen zur Stärkung der Muskulatur und Verbesserung der Koordination anleiten, während ein Sozialarbeiter bei der Beantragung von Leistungen zur Teilhabe am Arbeitsleben unterstützt. Wie ein Maurer, der aufgrund seiner Polyneuropathie nicht mehr schwere Steine heben kann, durch Umschulung zum Bauzeichner einen neuen Beruf erlernt, der seinen körperlichen Möglichkeiten entspricht. Durch die Kombination von medizinischer, therapeutischer und sozialer Unterstützung können Betroffene ihre Arbeitsfähigkeit erhalten oder wiedererlangen und am beruflichen Leben teilhaben.

Anpassungen der Aktivitäten bei Polyneuropathie

Verteilung der angepassten Arbeitsaktivitäten bei Personen mit Polyneuropathie.

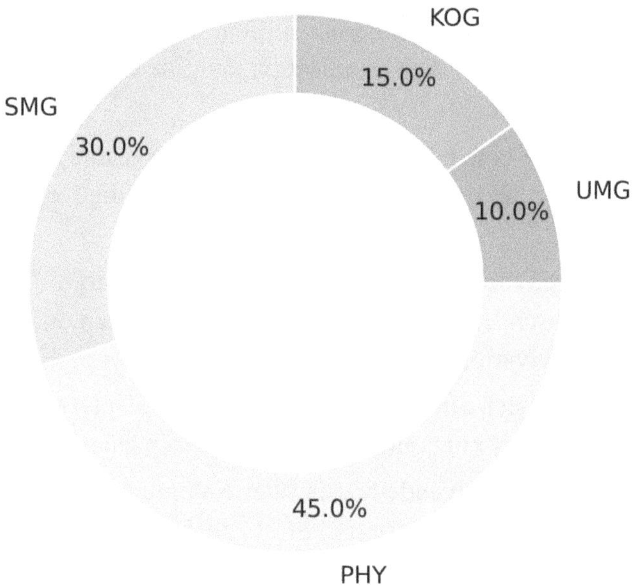

KOG: Kognitive Anpassungen (Gedächtnisstützen, Aufgabenvereinfachung)

SMG: Schmerzmanagement (Pausen, Tempo, Medikamente)

PHY: Physikalische Anpassungen (Reduzierte Belastung, ergonomische Einrichtung)

UMG: Umgebungsmodifikationen (Adaptive Ausrüstung, Zugänglichkeit)

Das größte Segment stellt Anpassungen dar, die sich auf die Reduzierung von körperlicher Belastung und sich wiederholenden Bewegungen konzentrieren, was die Auswirkungen der Polyneuropathie auf Mobilität und Geschicklichkeit verdeutlicht. Ein bemerkenswerter Teil ist der Bewältigung von Schmerzen und Müdigkeit durch angepasste Zeitpläne und Ruhepausen gewidmet, was den chronischen Charakter dieser Symptome widerspiegelt. Kleinere Segmente befassen sich mit kognitiven Anpassungen und Umweltmodifikationen, was auf die Notwendigkeit einer ganzheitlichen Unterstützung hinweist, die physische, kognitive und Umweltfaktoren umfasst.

Konkrete Ratschläge

- ○ Bauen Sie feste Routinen für wiederkehrende Arbeitsabläufe ein, um kognitive Ressourcen zu schonen und den Arbeitsalltag zu erleichtern.
- ○ Nutzen Sie visuelle Erinnerungshilfen, wie farbige Markierungen oder Symbole, um die Organisation und Strukturierung Ihrer Arbeit zu vereinfachen.
- ○ Erstellen Sie eine persönliche Checkliste für wichtige Arbeitsschritte, um Fehler zu minimieren und die Konzentration zu fördern.
- ○ Vereinbaren Sie mit Kollegen feste Zeiten für kurze Austauschrunden, um soziale Kontakte zu pflegen und die Arbeitsmotivation zu steigern.
- ○ Richten Sie sich einen Rückzugsort am Arbeitsplatz ein, an dem Sie sich bei Bedarf kurz zurückziehen und entspannen können.
- ○ Nutzen Sie beruhigende Musik oder Naturgeräusche, um die Konzentration zu fördern und Stress zu reduzieren.
- ○ Integrieren Sie kleine Achtsamkeitsübungen in Ihren Arbeitsalltag, um Ihre Körperwahrnehmung zu schulen und Stresssymptome frühzeitig zu erkennen.
- ○ Reflektieren Sie regelmäßig Ihre Arbeitsweise und suchen Sie nach Möglichkeiten, Abläufe zu optimieren und Belastungen zu reduzieren.
- ○ Suchen Sie den Austausch mit anderen Betroffenen, um von deren Erfahrungen und Bewältigungsstrategien zu profitieren.
- ○ Seien Sie offen für neue Technologien und Hilfsmittel, die Ihnen die Alltagsbewältigung und die berufliche Integration erleichtern können.
- ○ Konzentrieren Sie sich auf Ihre Stärken und Fähigkeiten und entwickeln Sie Strategien, um diese optimal in Ihrem Beruf einzusetzen.

4. 3 Soziale Teilhabe

Soziale Teilhabe ist ein wichtiger Bestandteil der Alltagsbewältigung mit Polyneuropathie und Nervenschmerzen. Schmerzen und körperliche Einschränkungen können Freizeitaktivitäten, soziale Kontakte und die Lebensqualität beeinträchtigen. Dies kann zu Rückzug und Isolation führen. Die Aufrechterhaltung von Beziehungen und die Teilhabe am gesellschaftlichen Leben sind jedoch entscheidend für das Wohlbefinden. Es gibt verschiedene Strategien und Anpassungen, die helfen, soziale Kontakte zu pflegen und Freizeitaktivitäten trotz der Erkrankung zu genießen. Dieses Kapitel zeigt Ihnen Wege auf, wie Sie Ihre soziale Teilhabe aktiv gestalten und Ihre Lebensqualität verbessern können.

Soziale Teilhabe trotz Polyneuropathie gelingt durch Anpassung, Kommunikation und das aktive Suchen nach alternativen Wegen, um Kontakte zu pflegen und am Leben teilzunehmen.

Freizeitgestaltung

Freizeitgestaltung bietet Möglichkeiten zur Entspannung, zum Genuss und zur sozialen Interaktion. Polyneuropathie und Nervenschmerzen können diese Möglichkeiten einschränken. Schmerzen und körperliche Beeinträchtigungen führen oft zu einem Rückgang der sozialen Teilhabe und zu Veränderungen im Lebensstil. [s106] Anpassungen und Strategien können helfen, Freizeitaktivitäten weiterhin zu genießen und soziale Kontakte zu pflegen. Bewegung spielt trotz körperlicher Einschränkungen eine wichtige Rolle. Anstatt intensiver Sportarten können schonende Aktivitäten wie Spaziergänge, Schwimmen oder Yoga wohltuend sein und die Beweglichkeit fördern. Die Intensität und Dauer sollten dem individuellen Schmerzempfinden angepasst werden. Kurze, regelmäßige Bewegungseinheiten sind oft effektiver als lange, anstrengende Aktivitäten. Entspannungsübungen wie progressive Muskelentspannung oder autogenes Training können helfen, Schmerzen zu lindern und die körperliche und geistige Belastbarkeit zu verbessern. Soziale Kontakte sind wichtig für das Wohlbefinden. Auch wenn die Teilnahme an bestimmten Aktivitäten aufgrund von Schmerzen oder Mobilitätseinschränkungen schwierig ist, gibt es alternative Möglichkeiten, soziale Kontakte zu pflegen. Treffen mit Freunden und Familie können in einer ruhigen Umgebung stattfinden, die den Bedürfnissen angepasst ist. Auch digitale Kommunikationsmittel wie Videoanrufe oder Online-Spiele ermöglichen soziale Interaktion, ohne dass man das Haus verlassen muss. Der Austausch mit anderen Betroffenen in Selbsthilfegruppen kann hilfreich sein, um Erfahrungen zu teilen und sich gegenseitig zu unterstützen. [s106] Der Wunsch nach Reisen und Unterhaltung kann durch alternative Angebote erfüllt werden. Kurze Ausflüge in die Umgebung oder der Besuch von kulturellen Veranstaltungen sind oft leichter zu bewältigen als lange Reisen. Auch digitale Angebote wie virtuelle Museumsführungen oder Online-Konzerte bieten Möglichkeiten zur kulturellen Teilhabe. Die Unterstützung von Pflegepersonen kann die soziale Teilhabe zwar einschränken, aber auch neue Möglichkeiten eröffnen. Gemeinsame Aktivitäten, die den körperlichen Fähigkeiten entsprechen, wie zum Beispiel gemeinsames Kochen oder Gesellschaftsspiele, können die Lebensqualität verbessern und soziale Kontakte fördern. Wichtig ist, die eigenen Bedürfnisse und Grenzen zu kennen und offen mit Angehörigen und Pflegepersonen zu kommunizieren. Eine gute Planung und Organisation von Aktivitäten, unter Berücksichtigung von Ruhepausen und möglichen Hilfsmitteln, kann dazu beitragen, die Freizeitgestaltung trotz Einschränkungen zu genießen. Ein Spaziergang im Park mit einer Begleitperson, die bei Bedarf Unterstützung bietet, ermöglicht beispielsweise soziale Interaktion und Bewegung an der frischen Luft.

Digitale Kommunikationsmittel

Werkzeuge wie Videoanrufe, E-Mails, soziale Medien oder Online-Spiele, die die Kommunikation und Interaktion über das Internet ermöglichen. Diese Mittel können für Menschen mit Polyneuropathie und Nervenschmerzen besonders hilfreich sein, um soziale Kontakte aufrechtzuerhalten, wenn die Mobilität eingeschränkt ist.

Progressive Muskelentspannung

Eine Entspannungstechnik, bei der durch die bewusste An- und Entspannung verschiedener Muskelgruppen ein Zustand tiefer Entspannung erreicht wird. Diese Methode kann bei Polyneuropathie helfen, Schmerzen zu reduzieren und die Körperwahrnehmung zu verbessern, was die soziale Teilhabe erleichtern kann.

Soziale Interaktion

Der Austausch mit anderen Menschen, sei es in persönlichen Gesprächen, Gruppenaktivitäten oder über digitale Medien. Soziale Interaktion ist für Menschen mit Polyneuropathie und Nervenschmerzen wichtig, um soziale Isolation zu vermeiden und psychisches Wohlbefinden zu fördern. Sie kann durch die Erkrankung erschwert sein, aber durch Anpassungen und Strategien weiterhin ermöglicht werden.

Geeignete Freizeitaktivitäten für Patienten mit Neuropathie

Verteilung geeigneter Freizeitaktivitäten für Personen mit Neuropathie, mit Schwerpunkt auf sozialer Interaktion und leichter körperlicher Aktivität.

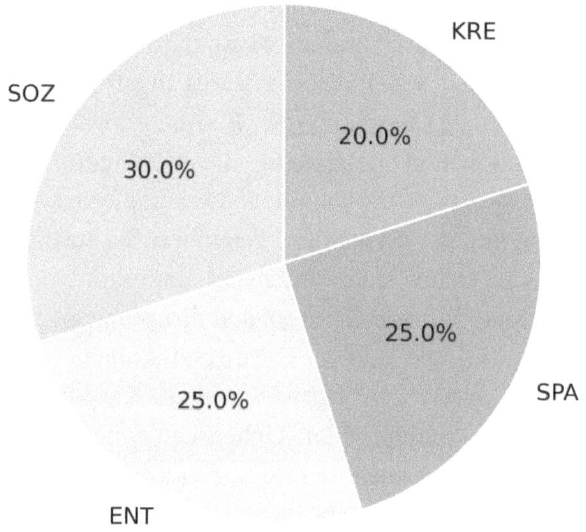

ENT: Entspannungstechniken (z. B. Meditation, tiefes Atmen, Musikhören)

SOZ: Soziale Aktivitäten (z. B. Gruppendiskussionen, Brettspiele, Freunde besuchen)

KRE: Kreative Aktivitäten (z. B. Malen, Stricken, Schreiben)

SPA: Sanfte körperliche Aktivitäten (z. B. Spazierengehen, Schwimmen, Yoga)

Dieses Diagramm verdeutlicht, wie wichtig es für Menschen mit Neuropathie und Nervenschmerzen ist, soziale Interaktion mit angemessener körperlicher Aktivität in Einklang zu bringen. Während soziale Aktivitäten emotionale Unterstützung und Verbindung bieten, sind sanfte körperliche Aktivitäten entscheidend für die Erhaltung der Mobilität und die Schmerzlinderung. Kreative Aktivitäten bieten ein nicht-physisches Ventil für den Ausdruck und Entspannungstechniken helfen, Stress und Schmerzen zu bewältigen. Die Betonung von Aktivitäten mit geringer Belastung spiegelt die Notwendigkeit wider, eine Verschlimmerung der Nervenschmerzen zu vermeiden.

Mobilitätserhalt

Der Erhalt der Mobilität ist bei Polyneuropathie und Nervenschmerzen essenziell für die Aufrechterhaltung der Unabhängigkeit und Lebensqualität. Regelmäßige, angepasste körperliche Aktivität verbessert die Durchblutung, kräftigt die Muskulatur und erhält die Gelenkbeweglichkeit. Geeignete Bewegungsformen sind neben Spaziergängen auch Wassergymnastik, Radfahren oder Tai-Chi, da diese die Gelenke schonen und gleichzeitig die Muskulatur stärken. Wichtig ist, die Belastung dem individuellen Leistungsvermögen anzupassen und Überanstrengung zu vermeiden. Beginnen Sie mit kurzen Einheiten und steigern Sie Dauer und Intensität langsam, orientiert an der persönlichen Schmerzgrenze. Pausen und Erholungsphasen sind ebenso wichtig wie die Aktivität selbst. Ergänzend können gezielte Übungen zur Verbesserung von Gleichgewicht und Koordination, wie zum Beispiel einbeiniges Stehen oder Gehen auf unebenem Gelände, die Sicherheit im Alltag erhöhen und das Sturzrisiko minimieren. Neben der körperlichen Aktivität tragen auch Hilfsmittel zum Mobilitätserhalt bei. Gehhilfen wie Stöcke oder Rollatoren entlasten die Gelenke und bieten zusätzliche Stabilität. Orthopädische Schuhe mit angepassten Einlagen können Fehlstellungen korrigieren und Schmerzen reduzieren. Die Wahl der passenden Hilfsmittel sollte in Absprache mit einem Arzt oder Physiotherapeuten erfolgen. Selbstmanagementstrategien, wie in Quelle [s107] beschrieben, können die Symptome lindern und die Lebensqualität verbessern. Wärmebehandlungen können beispielsweise Muskelverspannungen lösen und Schmerzen lindern, während regelmäßige Bewegung die Beweglichkeit fördert. [s107] Auch Entspannungstechniken wie Meditation oder Yoga können dazu beitragen, die mit der Erkrankung verbundenen Beschwerden zu reduzieren und das allgemeine Wohlbefinden zu steigern. [s107]

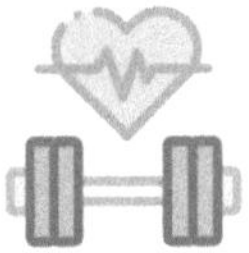

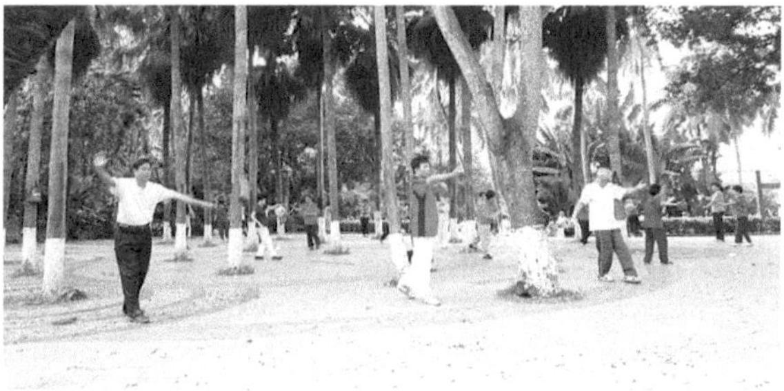

Tai-Chi [i30]

Gut zu wissen

Selbstmanagement

Selbstmanagementstrategien, wie z.B. das Anpassen von Aktivitäten an die eigene Schmerzgrenze oder das Einsetzen von Entspannungstechniken, können die Auswirkungen der Polyneuropathie auf die soziale Teilhabe minimieren, indem sie die Betroffenen in die Lage versetzen, ihre Symptome besser zu kontrollieren und so ihre Teilnahme am sozialen Leben zu ermöglichen.

Unabhängigkeit

Die Fähigkeit, alltägliche Aufgaben ohne fremde Hilfe zu bewältigen, ist wichtig für das Selbstwertgefühl und die soziale Integration. Polyneuropathie kann die Unabhängigkeit einschränken und die Betroffenen auf Unterstützung angewiesen machen, was sich auf die soziale Teilhabe auswirken kann.

Wassergymnastik

Die Übungen im Wasser entlasten die Gelenke und sind daher besonders für Menschen mit Polyneuropathie und Nervenschmerzen geeignet. Die Teilnahme an Wassergymnastikkursen kann auch soziale Kontakte fördern und so die soziale Teilhabe verbessern.

Effektivität von Mobilitätshilfen

Vergleich der Effektivität von Mobilitätshilfen für die soziale Teilhabe.

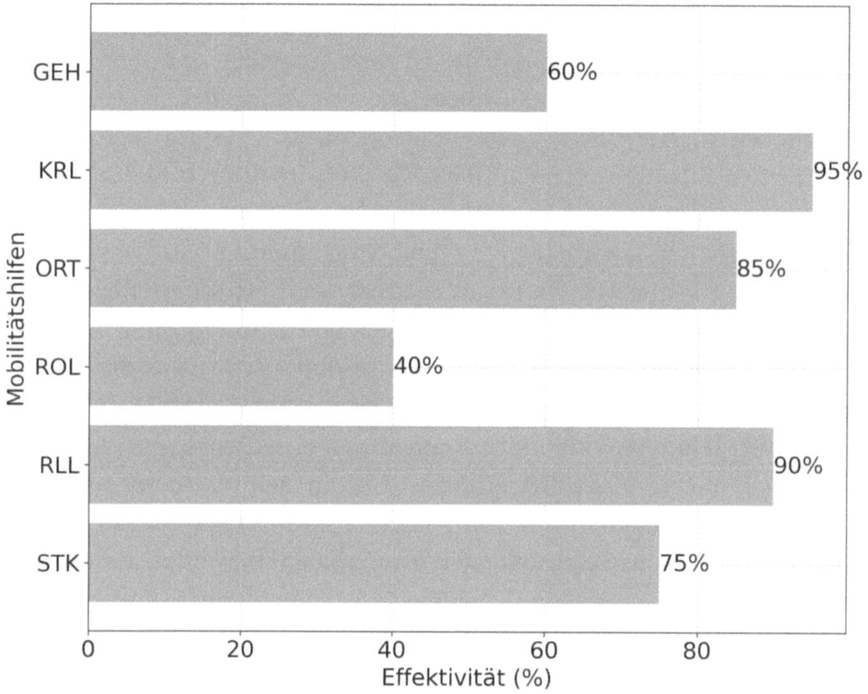

GEH: Gehhilfen

KRL: Krücken

ORT: Orthesen

RLL: Rollstuhl

ROL: Rollator

STK: Stock

Das Diagramm zeigt die unterschiedliche Effektivität von Mobilitätshilfen bei der Aufrechterhaltung der sozialen Teilhabe. Ein höherer Wert deutet auf einen größeren wahrgenommenen Nutzen für die soziale Teilhabe hin. Die Wahl der richtigen Hilfe kann die Fähigkeit einer Person, an sozialen Aktivitäten teilzunehmen, erheblich beeinflussen.

Beziehungsgestaltung

Beziehungen pflegen und aufbauen, ist bei Polyneuropathie und Nervenschmerzen wichtig für das emotionale und soziale Wohlbefinden. Offene Kommunikation innerhalb der Familie und im Freundeskreis über die Erkrankung und ihre Auswirkungen kann helfen, Verständnis und Unterstützung zu erhalten. So können Angehörige die Situation besser verstehen und ihre Hilfe an die individuellen Bedürfnisse anpassen. Das kann z.B. bedeuten, bei alltäglichen Aufgaben zu unterstützen oder gemeinsam Freizeitaktivitäten zu planen, die den körperlichen Einschränkungen entsprechen. Dabei ist es hilfreich, die eigenen Bedürfnisse und Grenzen klar zu kommunizieren und gemeinsam nach Lösungen zu suchen, die für alle Beteiligten akzeptabel sind. [s108] Ähnlich verhält es sich mit dem Kontakt zu medizinischem Fachpersonal: Ein offener Austausch über Schmerzen und andere Symptome, sowie die eigenen Erwartungen an die Therapie, fördert eine vertrauensvolle Beziehung und ermöglicht eine individuell abgestimmte Behandlung. Auch der Austausch mit anderen Betroffenen, z.B. in selbsthilfegruppen, kann wertvolle Unterstützung bieten. Hier können Erfahrungen geteilt, praktische Tipps ausgetauscht und gemeinsame Bewältigungsstrategien entwickelt werden. Soziale Kontakte bieten emotionale Unterstützung und helfen, Isolation und Depressionen vorzubeugen, die bei chronischen Erkrankungen häufig auftreten können. Durch den Austausch mit Menschen in ähnlichen Situationen fühlen sich Betroffene oft besser verstanden und weniger allein. Die Pflege sozialer Kontakte kann so dazu beitragen, die Lebensqualität trotz der Erkrankung zu erhalten und zu verbessern.

Einfluss von Faktoren auf Beziehungen (im Kontext der Polyneuropathie)

Einfluss verschiedener Faktoren auf die Beziehungsqualität von Personen mit Polyneuropathie.

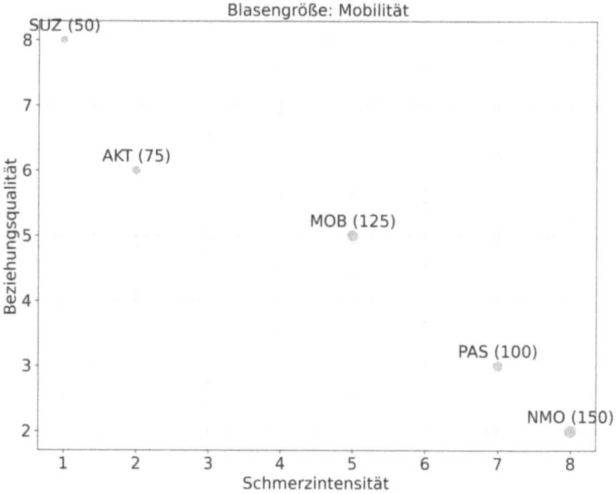

Blasengröße: Mobilität

AKT: Aktive Bewältigung

MOB: Mäßige Mobilität

NMO: Niedrige Mobilität

PAS: Passive Bewältigung

SUZ: Hohe soziale Unterstützung

Soziale Unterstützung und aktive Bewältigungsstrategien scheinen die Beziehungsqualität deutlich zu verbessern. Obwohl sich die Schmerzintensität negativ auf Beziehungen auswirkt, ist ihr Einfluss geringer, wenn wirksame Bewältigungsmechanismen vorhanden sind. Eingeschränkte Mobilität hat einen mäßig negativen Einfluss, was darauf hindeutet, dass es für das Wohlbefinden der Beziehung entscheidend ist, Wege zu finden, die soziale Interaktion trotz körperlicher Einschränkungen aufrechtzuerhalten.

Konkrete Ratschläge

- Entdecken Sie die Möglichkeiten ehrenamtlicher Tätigkeiten in Ihrer Nähe, die Ihren Fähigkeiten und Interessen entsprechen und Ihnen soziale Kontakte ermöglichen.
- Organisieren Sie einen regelmäßigen Spieleabend mit Freunden oder Nachbarn, um in entspannter Atmosphäre soziale Kontakte zu pflegen.
- Besuchen Sie lokale Vereine oder Initiativen und erkunden Sie deren Angebote für gemeinschaftliche Aktivitäten.
- Tauschen Sie sich mit anderen Betroffenen über gemeinsame Interessen aus und planen Sie gemeinsame Unternehmungen, die Ihren körperlichen Möglichkeiten entsprechen.
- Engagieren Sie sich in einem Online-Forum oder einer Chatgruppe, um mit Menschen mit ähnlichen Interessen in Kontakt zu treten und sich auszutauschen.
- Erstellen Sie eine Liste mit Orten in Ihrer Umgebung, die barrierefrei zugänglich sind und Ihnen soziale Teilhabe ermöglichen, wie beispielsweise Parks, Museen oder Cafés.
- Lernen Sie eine neue kreative Fähigkeit, wie Malen, Töpfern oder Handarbeiten und besuchen Sie entsprechende Kurse oder Workshops, um neue Kontakte zu knüpfen.
- Bieten Sie Ihre Fähigkeiten und Erfahrungen anderen Menschen an, indem Sie beispielsweise Nachhilfe geben, Vorlesepaten werden oder sich in der Seniorenbetreuung engagieren.
- Nehmen Sie an einem Kochkurs teil und entdecken Sie neue Rezepte, die Sie anschließend gemeinsam mit Freunden oder Familie genießen können.

Rückblick - 4. Alltagsbewältigung

Die Bewältigung des Alltags mit Polyneuropathie und Nervenschmerzen stellt Betroffene vor vielfältige Herausforderungen. Von der Gestaltung des Wohnraums über die Auswahl geeigneter Hilfsmittel bis hin zur Anpassung von Freizeitaktivitäten – viele Bereiche des Lebens müssen neu durchdacht und organisiert werden. Dieser Prozess mag zunächst überwältigend erscheinen, doch mit den richtigen Strategien und einer positiven Einstellung können Sie Ihre Lebensqualität deutlich verbessern und Ihre Selbstständigkeit bewahren. Der Schlüssel liegt darin, Ihre individuellen Bedürfnisse zu erkennen und proaktiv nach Lösungen zu suchen, die Ihnen den Alltag erleichtern.

Beginnen Sie mit der Optimierung Ihrer häuslichen Umgebung. Schaffen Sie sich ein sicheres und komfortables Umfeld, indem Sie Stolperfallen beseitigen, für ausreichend Beleuchtung sorgen und Möbelstücke ergonomisch anordnen. Denken Sie dabei an rutschfeste Teppiche, strategisch platzierte Handläufe und eine gut durchdachte Anordnung häufig genutzter Gegenstände. Zögern Sie nicht, professionelle Hilfe in Anspruch zu nehmen: Ein Ergotherapeut kann Ihnen wertvolle Tipps geben und Ihnen bei der individuellen Anpassung Ihres Wohnraums behilflich sein. Scheuen Sie sich auch nicht vor dem Einsatz von Hilfsmitteln. Gehhilfen, Anziehhilfen oder spezielle Küchengeräte können Ihnen mehr Unabhängigkeit im Alltag ermöglichen und Ihre Schmerzen lindern. Die Auswahl der passenden Hilfsmittel sollte in Absprache mit Ihrem Arzt oder Therapeuten erfolgen.

Auch im Berufsleben können gezielte Anpassungen Ihre Leistungsfähigkeit und Ihr Wohlbefinden steigern. Ergonomische Möbel, regelmäßige Pausen und eine offene Kommunikation mit Ihrem Arbeitgeber sind wichtige Faktoren für ein beschwerdefreies Arbeiten. Scheuen Sie sich nicht davor, Ihren Arbeitsplatz an Ihre Bedürfnisse anzupassen und Hilfsmittel wie Diktierprogramme oder vertikale Mäuse einzusetzen. Besprechen Sie Ihre Möglichkeiten mit Ihrem Arbeitgeber und ziehen Sie gegebenenfalls die Unterstützung des Betriebsarztes oder eines externen Experten hinzu. Gerade bei Polyneuropathie ist die Belastungssteuerung essenziell. Lernen Sie, auf die Signale Ihres Körpers zu achten und Ihre Aktivitäten entsprechend anzupassen. Das "Pacing", die Einteilung von Aufgaben in kleinere Einheiten mit dazwischenliegenden Ruhepausen, kann Ihnen helfen, Ihre Energie effektiv einzuteilen und Überlastung zu vermeiden.

Die Freizeitgestaltung sollte trotz der Erkrankung nicht zu kurz kommen. Suchen Sie nach Aktivitäten, die Ihnen Freude bereiten und Ihren körperlichen Möglichkeiten entsprechen. Schonende Bewegungsformen wie Schwimmen, Yoga oder Spaziergänge können Ihre Beweglichkeit fördern und Ihr Wohlbefinden steigern. Pflegen Sie Ihre sozialen Kontakte und scheuen Sie sich nicht, digitale Kommunikationsmittel zu nutzen, um mit Freunden und Familie in Verbindung zu bleiben. Der Austausch mit anderen Betroffenen in Selbsthilfegruppen kann Ihnen zusätzlich Halt und Motivation geben.

Die Bewältigung des Alltags mit Polyneuropathie erfordert Anpassung, Geduld und Selbstfürsorge. Es mag Herausforderungen geben und Rückschläge, aber lassen Sie sich nicht entmutigen. Konzentrieren Sie sich auf Ihre Stärken, nutzen Sie die verfügbaren Ressourcen und gestalten Sie Ihr Leben aktiv nach Ihren Bedürfnissen. Mit der richtigen Strategie und einer positiven Einstellung können Sie ein erfülltes Leben führen, trotz der Erkrankung.

5. Selbstmanagement

Leben mit Nervenschmerzen bedeutet oft, den Alltag völlig neu zu organisieren. Während medizinische Behandlungen wichtig sind, liegt der Schlüssel zu mehr Lebensqualität häufig in den eigenen Händen. Mit durchdachten Strategien und kleinen Veränderungen lassen sich viele Herausforderungen besser meistern. Die richtigen Werkzeuge und das passende Wissen ermöglichen es, den Krankheitsverlauf aktiv mitzugestalten. In diesem Kapitel erfahren Sie, wie Sie Ihre persönlichen Ressourcen optimal nutzen und Ihre Handlungsfähigkeit zurückgewinnen können.

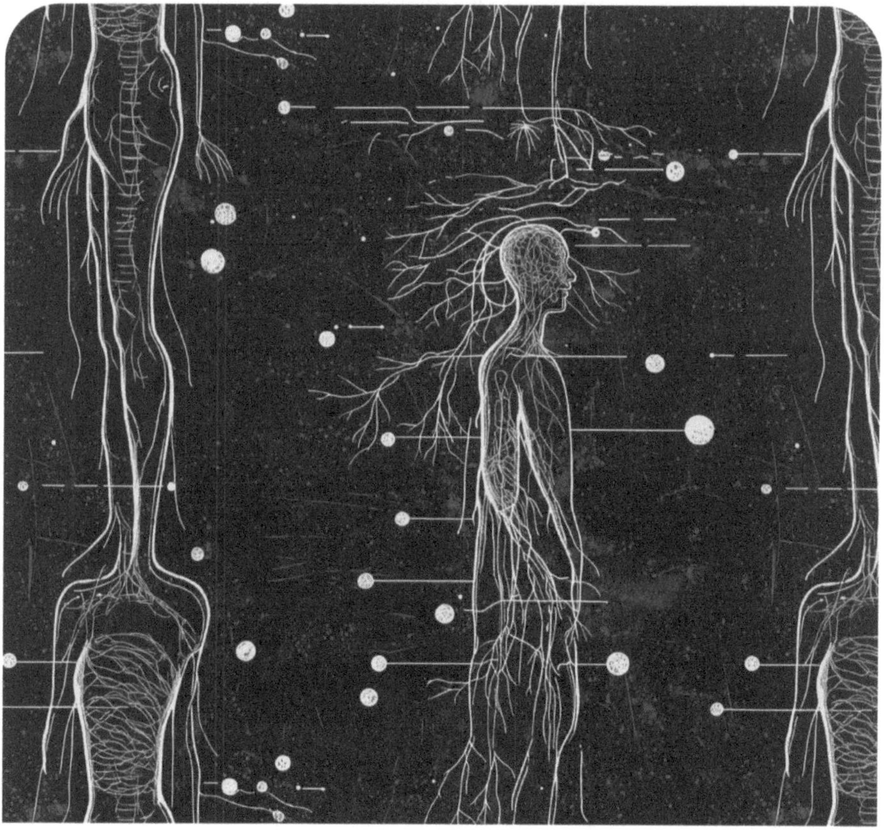

5. 1 Bewegungsstrategien

Bewegungsstrategien sind essentiell für den Umgang mit Polyneuropathie und Nervenschmerzen. Sie helfen, die durch Nervenschädigungen und Schmerzen eingeschränkte Mobilität und Funktionalität zu verbessern und die Selbstständigkeit im Alltag zu erhalten. Dabei gilt es, die Balance zwischen notwendiger Bewegung und Schonung der Gelenke zu finden. Richtiges Bewegen und Kraftaufbau minimieren weitere Schädigungen, lindern Schmerzen und verbessern die Lebensqualität. Die Auswahl und Durchführung der Übungen muss jedoch sorgfältig an den individuellen Zustand angepasst werden, um Überlastung zu vermeiden. Entdecken Sie in diesem Kapitel, wie Sie durch gezielte Bewegungsstrategien Ihre körperlichen Fähigkeiten erhalten und verbessern können.

Bei Polyneuropathie ist ein ganzheitlicher Ansatz für Bewegungsstrategien entscheidend, der Gelenkschutz und Kraftaufbau kombiniert, um sowohl die Funktionalität zu erhalten als auch weitere Schädigungen zu minimieren.

Gelenkschutz

Gelenkschutz bei Polyneuropathie und Nervenschmerzen zielt darauf ab, weitere Schädigungen und Schmerzen zu minimieren und die Funktionalität zu erhalten. Entzündungen in den Gelenken, verstärkt durch Fehlbelastungen oder Überlastung, können die Symptome verschlimmern [s109]. Daher ist es wichtig, die Gelenke in ihrer natürlichen Position zu halten und Überanstrengungen zu vermeiden. In akuten Phasen kann Ruhigstellung durch Schienen oder Bandagen, jeweils in einer für das Gelenk günstigen Position, Schmerzen lindern und Deformierungen vorbeugen [s109]. Hilfsmittel, wie angepasste Bestecke oder Schreibgeräte, können alltägliche Aufgaben erleichtern und die Gelenke schonen [s110] [s109]. Kompressionshandschuhe können Schwellungen reduzieren und das Wohlbefinden verbessern [s109]. Werden die Hände zum Beispiel zum Öffnen eines Schraubglasdeckels benötigt, kann ein Gummihandschuh für besseren Halt und weniger Kraftaufwand sorgen, zu vergleichen mit dem festeren Zupacken beim Tragen von Arbeitshandschuhen. Neben Hilfsmitteln sind angepasste Bewegungsmuster wichtig [s110]. Anstatt schwere Gegenstände zu heben, können diese geschoben oder gerollt werden. Schulungen zu Gelenkschutzstrategien verbessern deren Anwendung nachhaltig [s110]. Therapeutische Übungen, wie Dehnübungen zur Erhaltung der Beweglichkeit und Kräftigungsübungen zur Stabilisierung der Gelenke, sind ebenfalls wichtig [s109]. Die Intensität und Dauer der Übungen sollte jedoch an den individuellen Zustand angepasst werden [s109]. Massage kann zusätzlich die Flexibilität verbessern und Schwellungen reduzieren [s109].

Fehlbelastungen

Bei Polyneuropathie können Fehlbelastungen aufgrund von Sensibilitätsverlust und Muskelschwäche auftreten und zu Gelenkschmerzen, -instabilität und beschleunigtem Gelenkverschleiß führen. Gezielte Übungen und ergonomische Anpassungen können Fehlbelastungen minimieren und die Gelenkgesundheit fördern.

Kompressionshandschuhe

Kompressionshandschuhe können Schwellungen und Schmerzen in den Händen reduzieren, die Durchblutung fördern und die Beweglichkeit verbessern. Sie sollten in der richtigen Größe getragen werden, um optimalen Komfort und Wirksamkeit zu gewährleisten.

Kräftigungsübungen

Gezielte Kräftigungsübungen stärken die Muskulatur um die Gelenke, verbessern die Stabilität und reduzieren die Belastung auf das Gelenk. Die Übungen sollten an den individuellen Zustand angepasst und langsam gesteigert werden.

Wirksamkeit der Gelenkschutzstrategien

Vergleich der Belastungsreduzierung

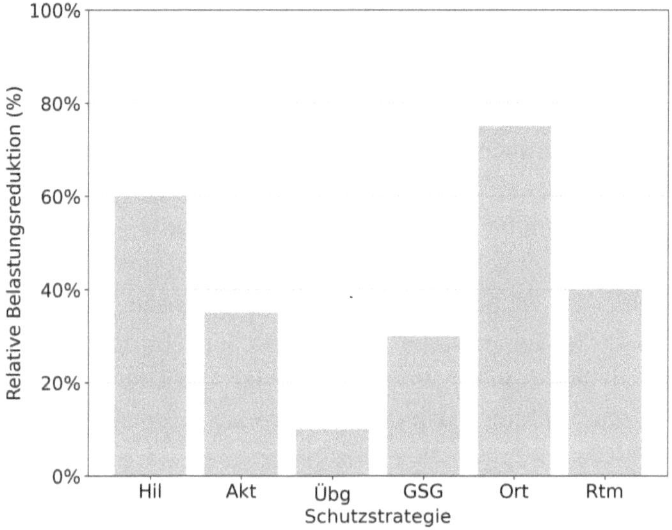

Akt: Aktivitätsänderung (z. B. Vermeidung von hoher Belastung)

GSG: Gelenkschutztechniken (z. B. richtiges Heben)

Hil: Hilfsmittel (z. B. Gehstöcke, Rollatoren)

Ort: Orthesen (z. B. Bandagen, Schienen)

Rtm: Rhythmustechniken (z. B. Pausen)

Übg: Übungen (z. B. Kräftigung, Bewegungsumfang)

Hilfsmittel reduzieren die Belastung der Gelenke erheblich. Orthesen bieten erhebliche Unterstützung, während Rhythmustechniken und Aktivitätsänderungen moderate Vorteile bieten. Übungen, die zwar für die allgemeine Gesundheit entscheidend sind, zeigen in diesem Zusammenhang nur minimale direkte Auswirkungen auf die Reduzierung der Gelenkbelastung, was die Bedeutung der Kombination von Übungen mit anderen Schutzstrategien unterstreicht.

Kraftaufbau

Kraftaufbau spielt bei Polyneuropathie und Nervenschmerzen eine wichtige Rolle, um die durch Nervenschädigung beeinträchtigte Muskulatur zu stärken und so die Funktionalität zu verbessern. Durch gezieltes Training können Alltagsaktivitäten leichter bewältigt und die Selbstständigkeit erhalten werden [s111]. Das Trainingsprogramm sollte individuell auf den jeweiligen Zustand abgestimmt sein und sowohl die betroffenen Muskelgruppen als auch die Schmerztoleranz berücksichtigen. Übungen können isometrisch, also ohne Bewegung des Gelenks, oder isotonisch, mit Bewegung, durchgeführt werden. Isometrische Übungen, wie das Drücken der Handflächen gegeneinander, kräftigen die Muskulatur, ohne die Gelenke zu belasten. Isotonische Übungen, wie das Anheben von leichten Gewichten oder Wasserflaschen, fördern zusätzlich die Beweglichkeit und koordination. Wichtig ist, die Übungen langsam und kontrolliert auszuführen und auf eine korrekte Körperhaltung zu achten. Beginnen Sie mit wenigen Wiederholungen und steigern Sie die Anzahl und Intensität schrittweise, je nach Fortschritt und Verträglichkeit. Ergänzend können auch ergotherapeutische Maßnahmen, wie das Training mit Alltagsgegenständen oder speziellen Therapiegeräten, den Kraftaufbau unterstützen und die Feinmotorik verbessern [s112]. So kann das Öffnen eines Schraubglases mit einem rutschfesten Hilfsmittel trainiert werden, um die Handkraft im Alltag zu stärken. Regelmäßiges Training, kombiniert mit ausreichend Ruhephasen, trägt dazu bei, die Muskulatur zu kräftigen, die Stabilität zu verbessern und die Auswirkungen der Neuropathie zu minimieren.

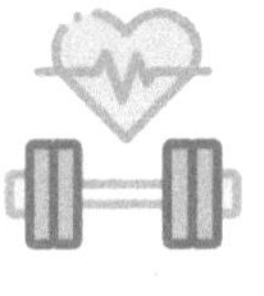

Isometrisch

Bei isometrischen Übungen wird die Muskulatur angespannt, ohne dass eine Bewegung im Gelenk stattfindet. Dies ist besonders bei Polyneuropathie hilfreich, da die Gelenke geschont werden, während die Muskeln dennoch gekräftigt werden. Isometrische Übungen können helfen, Schmerzen zu reduzieren und die Stabilität zu verbessern.

Übungsverteilung bei Neuropathie

Verteilung der Übungsarten zur Behandlung von Neuropathie.

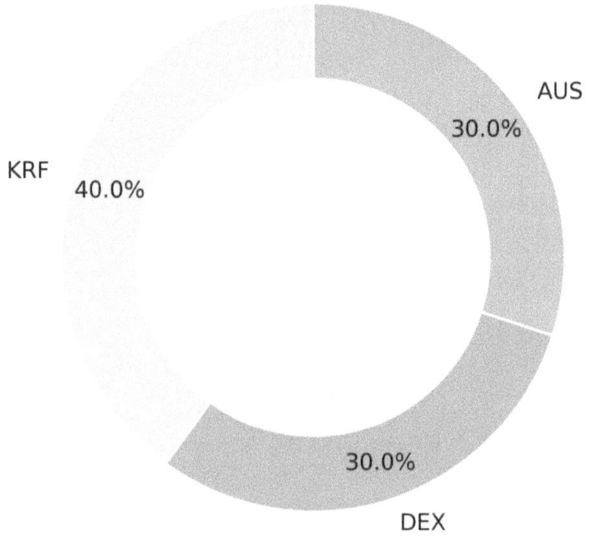

- AUS: Ausdauertraining (z. B. Gehen, Schwimmen, Radfahren)
- DEX: Dehnübungen und Gleichgewicht (z. B. Dehnen, Yoga)
- KRF: Krafttraining (z. B. Körpergewicht, Widerstandsbänder)

Dieses Diagramm veranschaulicht einen ausgewogenen Trainingsansatz für Personen mit Neuropathie, der eine Kombination aus Krafttraining, Flexibilitätsübungen und Aerobic-Aktivitäten betont. Der größte Anteil, der dem Krafttraining gewidmet ist, unterstreicht dessen Bedeutung für den Aufbau von Muskelkraft und -stabilität, wodurch möglicherweise Muskelschwäche aufgrund von Neuropathie entgegengewirkt wird. Der Schwerpunkt auf Flexibilität unterstreicht ihre Rolle bei der Erhaltung der Bewegungsfreiheit und der Schmerzlinderung. Aerobic-Übungen tragen zur allgemeinen kardiovaskulären Gesundheit bei und können die Nervenfunktion verbessern. Diese ausgewogene Verteilung zielt darauf ab, die allgemeine körperliche Funktion und Lebensqualität von Neuropathie-Betroffenen zu verbessern.

Konkrete Ratschläge

- Verbinden Sie alltägliche Bewegungen mit sanften Dehnübungen.
- Nutzen Sie Wartezeiten, um Ihre Finger und Zehen kreisförmig zu bewegen.
- Verlagern Sie Ihr Gewicht beim Stehen regelmäßig von einem Bein auf das andere, um die Gelenke zu mobilisieren.
- Rollen Sie einen Tennisball unter Ihrer Fußsohle, um die Fußmuskulatur zu aktivieren und die Durchblutung zu fördern.
- Setzen Sie sich beim Fernsehen aufrecht hin und führen Sie während der Werbepausen leichte Arm- und Beinübungen durch.
- Ertasten Sie verschiedene Oberflächen mit Ihren Händen und Füßen, um Ihre taktile Wahrnehmung zu schärfen und die Nerven zu stimulieren.
- Integrieren Sie kurze Gehmeditationen in Ihren Alltag, um Ihre Körperwahrnehmung zu verbessern und gleichzeitig Ihre Gelenke zu bewegen.
- Balancieren Sie beim Zähneputzen auf einem Bein, um Ihre Gleichgewichtsfähigkeit zu trainieren und Ihre Gelenke zu stabilisieren.
- Nutzen Sie Treppenstufen, um Ihre Wadenmuskulatur zu dehnen, indem Sie sich mit den Fußballen auf die Kante der Stufe stellen und die Ferse langsam absenken.
- Tragen Sie beim Gehen Schuhe mit flexiblen Sohlen, um die natürliche Abrollbewegung des Fußes zu unterstützen und die Gelenke zu schonen.
- Legen Sie sich abends für einige Minuten mit hochgelagerten Beinen hin, um die Durchblutung zu fördern und die Gelenke zu entlasten.

5. 2 Schmerzmanagement

Nervenschmerzen bei Polyneuropathie beeinträchtigen den Alltag massiv. Erfolgreiches Schmerzmanagement umfasst neben medizinischer Behandlung auch Strategien zur Selbstkontrolle. Dieser Abschnitt behandelt die Dokumentation des Schmerzerlebens, Entspannungstechniken und Ablenkungsstrategien als wichtige Bestandteile des Selbstmanagements. Diese Methoden helfen, die Schmerzwahrnehmung zu beeinflussen und die Lebensqualität nachhaltig zu verbessern. Erfahren Sie, wie Sie selbst aktiv Ihre Schmerzen kontrollieren können.

Erfolgreiches Schmerzmanagement bei Polyneuropathie erfordert einen individuellen und ganzheitlichen Ansatz, der neben medizinischer Behandlung auch Selbstmanagementstrategien wie Schmerzdokumentation, Entspannungstechniken und Ablenkungsstrategien umfasst.

Schmerzdokumentation

Eine gute Schmerzdokumentation ist für die Behandlung von Nervenschmerzen, insbesondere bei Polyneuropathie, unerlässlich. Sie ermöglicht eine systematische Erfassung des Schmerzerlebens und bildet die Grundlage für Therapieentscheidungen. Dabei geht es nicht nur um die reine Schmerzstärke, sondern auch um die Art des Schmerzes, seine Lokalisation und die Auswirkungen auf den Alltag. Die Dokumentation sollte eine umfassende anamnese und körperliche Untersuchung beinhalten, um neuropathische Schmerzen von anderen Schmerzarten zu unterscheiden [s113]. Dabei werden klinische Beurteilungen und Screening-Tools eingesetzt. Die körperliche Untersuchung bewertet Sensibilität, Reflexe und weitere neurologische Funktionen [s113]. Validierte Fragebögen helfen, die Auswirkungen der Schmerzen auf die Lebensqualität zu quantifizieren [s113]. Neben der Schmerzintensität, die oft mit visuellen Analogskalen (VAS) oder numerischen Bewertungsskalen (NRS) erfasst wird [s114], sollten auch die psychosozialen Auswirkungen dokumentiert werden [s113]. Eine Überweisung an weitere Fachkräfte kann bei Bedarf erfolgen [s113]. Die Behandlung erfolgt schrittweise, beginnend mit Erstlinienmedikamenten über vier bis sechs Wochen. Anschließend wird die Wirksamkeit überprüft und die Therapie gegebenenfalls angepasst [s113]. Die Dokumentation von Nebenwirkungen, einschließlich derer, die zum Behandlungsabbruch führen, ist ebenfalls wichtig [s114] [s115]. Ein Patient, der unter starken Nebenwirkungen wie Schwindel leidet, sollte dies unbedingt dokumentieren, um die Therapie anzupassen. Die Dokumentation sollte auch die globale Einschätzung der Schmerzveränderung durch den Patienten berücksichtigen, die eine subjektive Bewertung der Schmerzlinderung darstellt [s114]. Die Reduktion der Schmerzwerte um 30% oder 50% im Vergleich zum Ausgangswert ist ein häufig verwendetes Erfolgskriterium [s114] [s115]. Eine Intention-to-Treat-Analyse (ITT) hilft, die Auswirkungen von Behandlungsabbrüchen und fehlenden Daten zu berücksichtigen [s114].

Schmerzintensität im Zeitverlauf

Schwankung der neuropathischen Schmerzstärke über eine Woche.

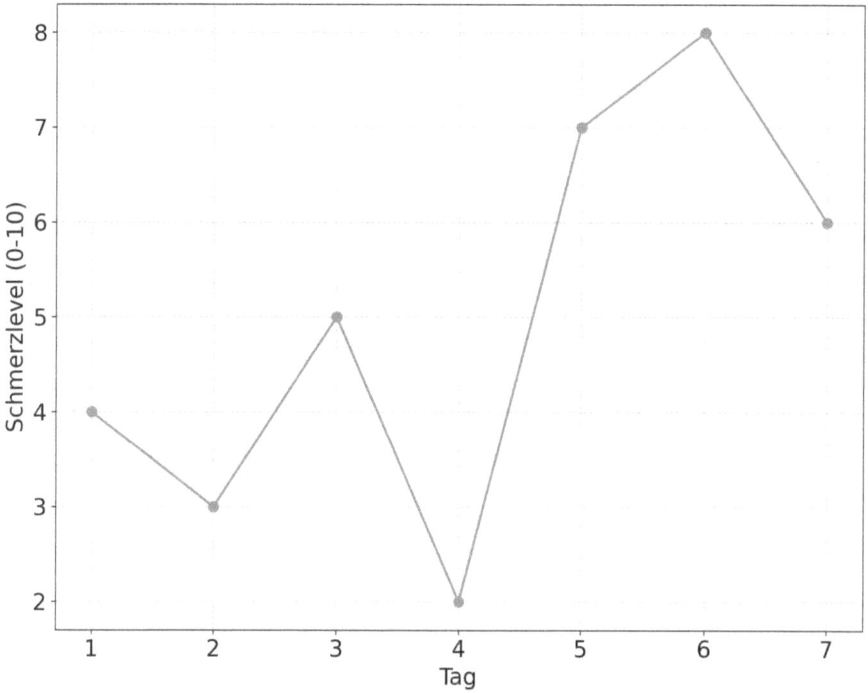

Das Diagramm veranschaulicht die fluktuierende Natur neuropathischer Schmerzen. Während es Phasen relativer Stabilität gibt, sind plötzliche Anstiege der Schmerzintensität zu beobachten, die auf Durchbruchschmerzen hindeuten. Die Daten unterstreichen, wie wichtig eine regelmäßige Überwachung und Anpassung der Schmerzmanagementstrategien ist.

Entspannungstechniken

Entspannungstechniken bieten eine wertvolle Ergänzung im Schmerzmanagement bei Polyneuropathie und Nervenschmerzen. Sie zielen darauf ab, die Schmerzwahrnehmung zu beeinflussen und die allgemeine Befindlichkeit zu verbessern. Nicht-pharmakologische Selbstbehandlungsmethoden wie Entspannungstechniken können nicht nur die Schmerzen selbst lindern, sondern auch Begleitsymptome wie Schlafstörungen, Stimmungsschwankungen oder Konzentrationsprobleme positiv beeinflussen [s116]. Zu den wirksamen Entspannungsverfahren zählen unter anderem die progressive_muskelentspannung, autogenes Training und Achtsamkeitsübungen [s117]. Bei der progressiven Muskelentspannung werden verschiedene Muskelgruppen nacheinander angespannt und wieder entspannt, um so einen Zustand tiefer Entspannung zu erreichen. Autogenes Training arbeitet mit formelhaften Sätzen, die sich auf körperliche Empfindungen konzentrieren, wie z. B. "Meine Arme sind schwer", um einen Ruhezustand herbeizuführen. Achtsamkeitsübungen schulen die bewusste Wahrnehmung des gegenwärtigen Moments, ohne diesen zu bewerten. Diese Techniken können durch digitale Selbstmanagement-Tools unterstützt werden, die Anleitungen und Übungen anbieten [s116]. Soziale Unterstützung spielt ebenfalls eine wichtige Rolle im Umgang mit Schmerzen. Der Austausch mit anderen Betroffenen in Selbsthilfegruppen oder der Rückhalt im familiären Umfeld können die Motivation zur Anwendung von Entspannungstechniken fördern und das Schmerzempfinden positiv beeinflussen [s116]. Ähnlich wie bei der Schmerzdokumentation ist auch bei Entspannungsverfahren eine individuelle Anpassung an die Bedürfnisse des Patienten notwendig. Was bei dem einen Patienten Linderung verschafft, kann bei einem anderen wirkungslos sein. Daher ist es ratsam, verschiedene Methoden auszuprobieren und diejenige zu wählen, die am besten hilft. Die Integration von Entspannungstechniken in den Alltag kann zu einer nachhaltigen Verbesserung der

Lebensqualität bei Polyneuropathie und Nervenschmerzen beitragen [s116]. So kann etwa das regelmäßige Praktizieren von Achtsamkeitsübungen, zu vergleichen mit dem Erlernen eines Musikinstruments, durch wiederholtes Üben zu einer besseren Kontrolle der Schmerzwahrnehmung führen.

Gut zu wissen

Digitale Selbstmanagement-Tools

Digitale Selbstmanagement-Tools bieten Unterstützung bei der Durchführung von Entspannungstechniken und können die Motivation zur regelmäßigen Anwendung fördern, was langfristig zur Schmerzreduktion beitragen kann.

Effektive Entspannungstechniken bei neuropathischen Schmerzen

Verteilung effektiver Entspannungstechniken zur Behandlung neuropathischer Schmerzen.

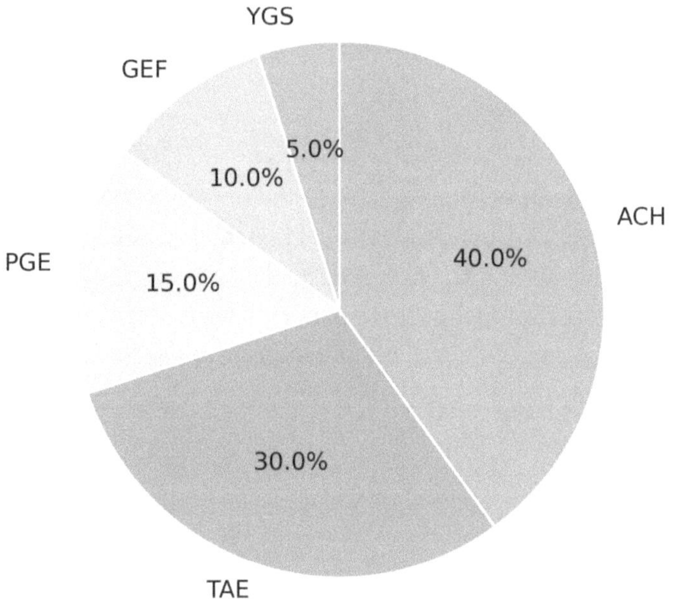

ACH: Achtsamkeit und Meditation
GEF: Geführte Bilder
PGE: Progressive Gelenkentspannung
TAE: Tiefe Atemübungen
YGS: Yoga und sanftes Dehnen

Dieses Diagramm visualisiert die relative Wirksamkeit verschiedener Entspannungstechniken bei der Behandlung neuropathischer Schmerzen. Achtsamkeits- und Meditationspraktiken scheinen sehr effektiv zu sein, was auf ihr Potenzial für eine signifikante Schmerzlinderung hindeutet. Während Tiefenatmübungen eine mäßige Linderung bieten, zeigt die progressive Muskelentspannung im Vergleich zu anderen Techniken eine geringere Wirksamkeit. Dies deutet darauf hin, dass die Priorisierung von Achtsamkeit, Meditation und möglicherweise tiefer Atmung die vielversprechendsten Vorteile bei der Schmerzbehandlung für Menschen mit Neuropathie bieten könnte.

Ablenkungsstrategien

Ablenkungsstrategien bieten eine zusätzliche Möglichkeit, die Wahrnehmung von Nervenschmerzen, wie sie bei Polyneuropathie auftreten, zu modulieren. Der Fokus der Aufmerksamkeit wird dabei von den Schmerzempfindungen auf andere Reize gelenkt. Dies kann durch verschiedene Aktivitäten erreicht werden, von alltäglichen Beschäftigungen wie Lesen, Musikhören oder dem Treffen mit Freunden bis hin zu spezifischen Techniken wie virtueller Realität (VR) [s118]. VR ermöglicht ein besonders intensives Abtauchen in eine andere Umgebung und kann so die neuronale Aktivität in den schmerzverarbeitenden Hirnregionen verändern. Die immersive Erfahrung der VR kann nicht nur kurzfristig Schmerzen lindern, sondern durch wiederholte Anwendung auch zu langfristigen, neuroplastischen Veränderungen im Gehirn führen, die eine anhaltende Schmerzminderung bewirken können [s118]. Zusätzlich kann VR mit anderen Therapieformen, wie der transkraniellen Gleichstromstimulation (tDCS), kombiniert werden, um die Effektivität der Schmerzbehandlung zu steigern [s118]. Neben VR existieren weitere komplementäre Verfahren, die Ablenkungsstrategien unterstützen können. Unter anderem können Mind-Body-Therapien, die auf die Verbindung von Körper und Geist abzielen, sowie Bewegungstherapien die Schmerzsymptomatik beeinflussen und das allgemeine Wohlbefinden verbessern [s119]. Phytotherapeutische Ansätze, die auf pflanzliche Wirkstoffe setzen, bieten ebenfalls vielversprechende Möglichkeiten im Schmerzmanagement [s119]. So kann die Integration von Ablenkungsstrategien in den Alltag, in Kombination mit anderen Therapieansätzen, dazu beitragen, die Lebensqualität von Patienten mit Polyneuropathie und Nervenschmerzen nachhaltig zu verbessern. Wer beispielsweise unter neuropathischen Schmerzen leidet und Schwierigkeiten hat, sich zu konzentrieren, könnte durch das Eintauchen in eine virtuelle Welt, etwa beim Spielen eines VR-Spiels, eine wirksame Ablenkung finden und so Schmerzlinderung erfahren.

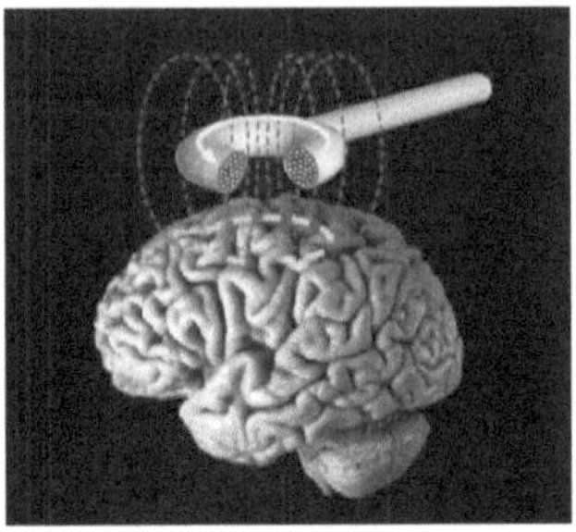

Transkranielle Gleichstromstimulation [i31]

Mind-Body-Therapien

Mind-Body-Therapien zielen auf die Interaktion zwischen Geist und Körper ab, um das Wohlbefinden zu verbessern. Im Kontext von Nervenschmerzen durch Polyneuropathie können sie helfen, Stress zu reduzieren, die Körperwahrnehmung zu verbessern und die Schmerzbewältigung zu fördern. Beispiele hierfür sind Meditation, Yoga und Tai Chi.

Neuropathische Schmerzen

Neuropathische Schmerzen entstehen durch Schädigungen oder Fehlfunktionen des Nervensystems, wie sie bei Polyneuropathie auftreten. Sie äußern sich oft als brennende, stechende oder kribbelnde Schmerzen und können chronisch verlaufen.

Phytotherapeutische Ansätze

Phytotherapeutische Ansätze nutzen pflanzliche Wirkstoffe zur Behandlung von Krankheiten. Im Zusammenhang mit Nervenschmerzen durch Polyneuropathie können bestimmte Pflanzenextrakte entzündungshemmende und schmerzlindernde Eigenschaften haben und so zur Linderung der Symptome beitragen.

Transkraniellen Gleichstromstimulation

Die transkranielle Gleichstromstimulation (tDCS) ist eine nicht-invasive Methode, bei der schwacher Gleichstrom über Elektroden auf der Kopfhaut angelegt wird, um die Aktivität in bestimmten Hirnregionen zu beeinflussen. Bei Nervenschmerzen kann tDCS die Schmerzverarbeitung im Gehirn modulieren und so zur Schmerzlinderung beitragen. Sie kann auch mit anderen Therapieformen wie VR kombiniert werden.

Wirksamkeit von Ablenkungsstrategien

Wirksamkeit von Ablenkungsstrategien bei der Behandlung von Nervenschmerzen.

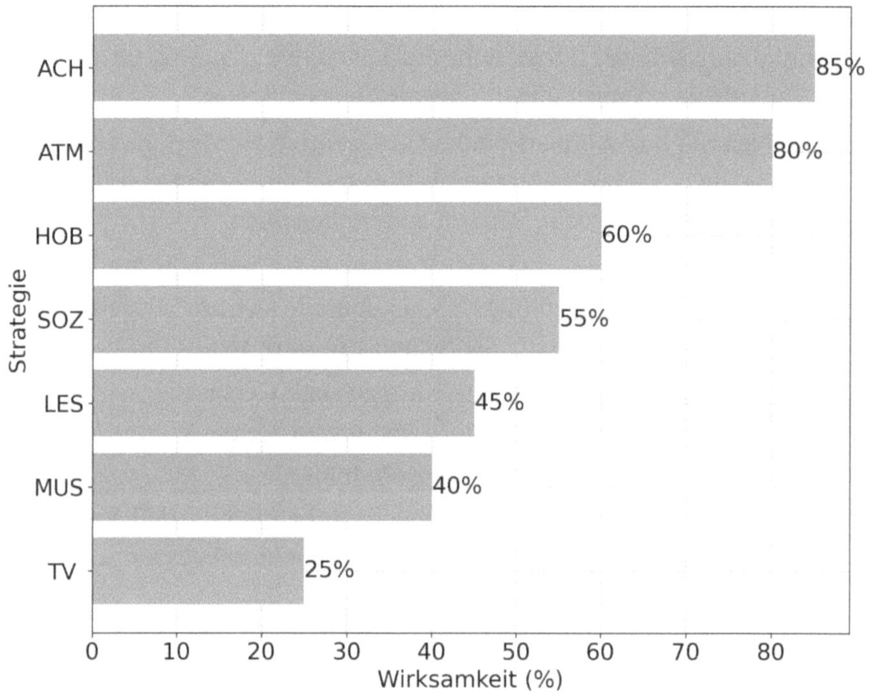

ACH: Achtsamkeit

ATM: Tiefes Atmen

HOB: Hobbys

LES: Lesen

MUS: Musik

SOZ: Sozialisieren

TV : Fernsehen

Das Diagramm stellt die relative Wirksamkeit verschiedener Ablenkungstechniken zur Behandlung von Nervenschmerzen visuell dar. Achtsamkeit und Atemübungen zeigen das höchste Potenzial zur Schmerzlinderung, während passive Aktivitäten wie Fernsehen weniger wirksam sind. Hobbys und soziale Interaktion bieten eine moderate Schmerzlinderung.

Konkrete Ratschläge

- Nutzen Sie die Kraft Ihrer Vorstellung: Stellen Sie sich vor, wie warme, wohltuende Energie durch Ihren Körper fließt und Ihre Schmerzen lindert.
- Atmen Sie bewusst und tief in Ihren Bauch: Konzentrieren Sie sich auf den Rhythmus Ihres Atems und spüren Sie, wie sich Ihre Muskeln entspannen und die Schmerzen nachlassen.
- Lenken Sie Ihre Aufmerksamkeit auf positive Sinneseindrücke: Lauschen Sie Ihrer Lieblingsmusik, betrachten Sie ein schönes Bild oder genießen Sie den Duft von ätherischen Ölen.
- Schaffen Sie sich einen Ort der Ruhe und Geborgenheit: Richten Sie sich einen gemütlichen Platz ein, an dem Sie sich zurückziehen und entspannen können, wenn die Schmerzen stark sind.
- Verwöhnen Sie sich mit einem warmen Bad: Geben Sie entspannende Badezusätze hinzu und lassen Sie die Wärme Ihre Muskeln lockern und Ihre Schmerzen lindern.
- Führen Sie ein Dankbarkeitstagebuch: Notieren Sie jeden Abend drei Dinge, für die Sie dankbar sind, um Ihren Fokus auf positive Aspekte zu lenken und Ihre Stimmung zu heben.
- Suchen Sie die Nähe von Menschen, die Ihnen guttun: Verbringen Sie Zeit mit Freunden und Familie, die Sie unterstützen und Ihnen Kraft geben.
- Entwickeln Sie ein persönliches Ritual zur Schmerzbewältigung: Kombinieren Sie verschiedene Entspannungstechniken, die Ihnen helfen, Ihre Schmerzen zu kontrollieren.
- Lernen Sie, Ihre Schmerzgrenze zu akzeptieren: Versuchen Sie nicht, gegen den Schmerz anzukämpfen, sondern ihn als Teil von sich anzunehmen.

5. 3 Gesundheitsvorsorge

Gesundheitsvorsorge ist bei Polyneuropathie und Nervenschmerzen ein wichtiger Bestandteil des Selbstmanagements. Gefühlsstörungen, beispielsweise in den Füßen, erhöhen das Risiko für Verletzungen und Infektionen. Auch die Hautpflege erfordert besondere Aufmerksamkeit, da die Wahrnehmung von Temperatur und Druck beeinträchtigt sein kann. Stress verschlimmert die Beschwerden zusätzlich und erfordert gezielte Maßnahmen zur Reduktion. Die folgenden Kapitel bieten Ihnen konkrete und praktikable Strategien, um diesen Herausforderungen effektiv zu begegnen und Ihre Lebensqualität zu verbessern. Sie lernen, wie Sie durch gezielte Maßnahmen Infektionen vorbeugen, Ihre Haut schützen und Stress reduzieren können. Ergreifen Sie jetzt die Initiative und entdecken Sie, wie Sie Ihre Gesundheit aktiv mitgestalten können.

Regelmäßige Selbstkontrolle und konsequente Pflege von Haut und Füßen sind essenziell für Menschen mit Polyneuropathie, um Infektionen und weiteren Nervenschäden vorzubeugen.

Infektionsprophylaxe

Infektionsprophylaxe bei Polyneuropathie konzentriert sich besonders auf die Füße, da Gefühlsstörungen das rechtzeitige Erkennen von Verletzungen erschweren und somit das Infektionsrisiko erhöhen können [s120] [s121]. Tägliche Fußinspektionen sind unerlässlich, um kleine Wunden, Druckstellen oder Hautveränderungen frühzeitig zu bemerken. Achten Sie auf Rötungen, Schwellungen, Wärme oder Schmerzen. Waschen Sie Ihre Füße täglich mit lauwarmem Wasser und milder Seife und trocknen Sie sie, insbesondere die Zehenzwischenräume, sorgfältig ab. Feuchtigkeit begünstigt Pilzinfektionen. Tragen Sie stets gut sitzende Schuhe und Socken, auch im Haus, um Verletzungen vorzubeugen. Enge oder drückende Schuhe können die Durchblutung beeinträchtigen und das Risiko für Druckstellen erhöhen. Z.B. können Nahtlose Socken helfen, Reibung und Blasenbildung zu vermeiden. Regelmäßige Fußuntersuchungen durch medizinisches Fachpersonal, z.B. Podologen oder Ärzte, sind wichtig, um potenzielle Probleme frühzeitig zu erkennen und zu behandeln [s120]. Zusätzlich zu den Maßnahmen zur Fußpflege, spielt die Impfprophylaxe, insbesondere gegen Gürtelrose (Herpes Zoster), eine Rolle [s122]. Eine Gürtelrose-Infektion kann Nervenschmerzen verursachen oder bestehende neuropathische Schmerzen verstärken. Die Kontrolle von Grunderkrankungen wie Diabetes ist ebenfalls wichtig, da ein schlecht eingestellter Blutzuckerspiegel das Risiko für Nervenschäden und Infektionen erhöht [s121]. Alkohol und Rauchen können die Neuropathie negativ beeinflussen und sollten vermieden werden [s121]. Durch diese Maßnahmen können Sie aktiv dazu beitragen, Infektionen vorzubeugen und Ihre Fußgesundheit zu erhalten.

Herpes Zoster

Herpes Zoster, auch bekannt als Gürtelrose, ist eine Virusinfektion, die bei Menschen mit geschwächtem Immunsystem, wie z.B. durch Polyneuropathie, zu schmerzhaften Nervenentzündungen führen kann. Eine Impfung kann das Risiko einer Gürtelrose-Infektion deutlich reduzieren.

Infektionsprophylaxe

Regelmäßige Hygiene und Pflege, insbesondere der Füße, sind entscheidend, um Infektionen, die durch die verminderte Sensibilität bei Polyneuropathie begünstigt werden, vorzubeugen und die Wundheilung zu fördern.

Podologe

Ein Podologe ist ein medizinischer Fußpfleger, der auf die Behandlung von Fußproblemen spezialisiert ist. Bei Polyneuropathie kann ein Podologe helfen, Fußkomplikationen wie Druckstellen, Wunden und Infektionen zu vermeiden.

Wirksamkeit von Maßnahmen zur Infektionsprävention

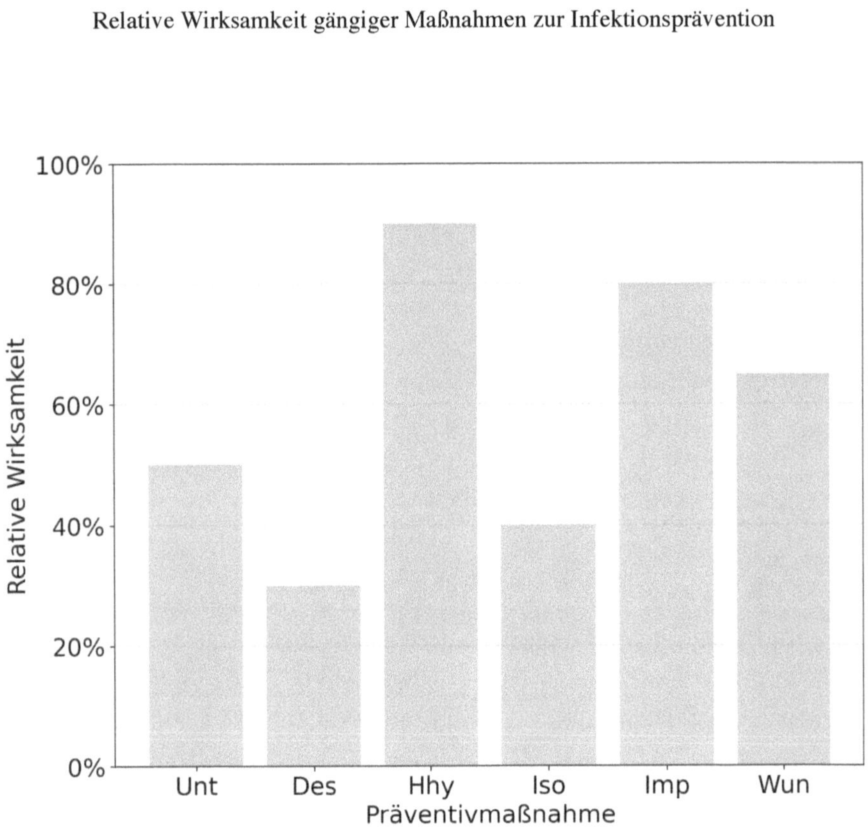

Des: Desinfektion

Hhy: Händehygiene

Imp: Impfung

Iso: Isolation

Unt: Untersuchungen

Wun: Wundversorgung

Händehygiene zeigt die höchste Wirksamkeit bei der Infektionsprävention, gefolgt von Impfungen. Obwohl wichtig, zeigen die Isolation im Krankheitsfall und die Desinfektion von Oberflächen eine relativ geringere Wirksamkeit im Vergleich dazu, was die überragende Bedeutung von Händehygiene und Impfungen unterstreicht. Regelmäßige Untersuchungen tragen mäßig zur allgemeinen Infektionsprävention bei.

Hautpflege

Hautpflege bei Polyneuropathie ist, neben der Fußpflege, essenziell, um die Hautgesundheit insgesamt zu erhalten und Komplikationen vorzubeugen. Durch die Nervenschädigung kann die Wahrnehmung von Temperatur, Druck und Schmerz beeinträchtigt sein, was das Risiko für unbemerkte Verletzungen und Infektionen der Haut erhöht. [s123] Regelmäßige und gründliche Hautinspektionen, idealerweise täglich, sind daher unerlässlich. Achten Sie dabei auf Rötungen, Schwellungen, Blasen, trockene Stellen, Verfärbungen oder andere Auffälligkeiten, nicht nur an den Füßen, sondern am gesamten Körper. Besonders gefährdet sind Bereiche, die erhöhtem Druck oder Reibung ausgesetzt sind, unter anderem Ellenbogen, Knie oder Hüften. Verwenden Sie eine Feuchtigkeitscreme, um die Haut geschmeidig zu halten und Risse zu vermeiden, die als Eintrittspforte für Krankheitserreger dienen können. Achten Sie bei der Wahl der Produkte auf verträgliche, parfüm- und farbstofffreie Varianten, um Hautirritationen zu minimieren. Bei Polyneuropathie mit einem erhöhten Risiko für Fußgeschwüre, ist die Konsultation spezialisierter Fußpfleger ratsam. [s124] Diese können individuelle Maßnahmen zur Prävention und Behandlung von Fußproblemen empfehlen und gegebenenfalls therapeutische Schuhe anpassen, um Druckbelastungen zu reduzieren und die

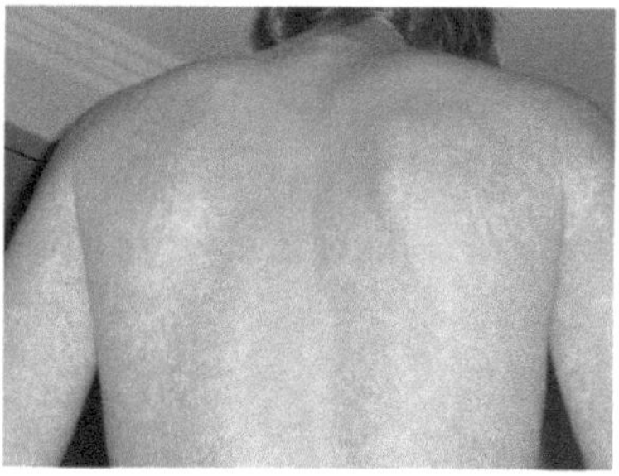

Dermatologe [i32]

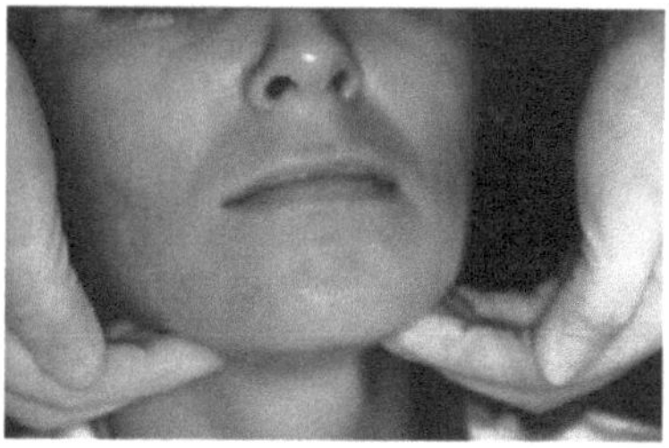

Hautinspektion [i33]

Amputationsgefahr zu verringern. [s123] Zusätzlich zur täglichen Pflege sollten Sie Ihre Haut vor extremen Temperaturen und direkter Sonneneinstrahlung schützen. Tragen Sie bei Bedarf geeignete Kleidung und verwenden Sie Sonnenschutzmittel mit einem hohen Lichtschutzfaktor. Bei anhaltenden Hautproblemen oder dem Auftreten von Wunden, die nicht innerhalb weniger Tage abheilen, suchen Sie einen Arzt oder Dermatologen auf, um die Ursache abzuklären und eine geeignete Therapie einzuleiten.

Gut zu wissen

Dermatologe

Ein Dermatologe ist ein Hautarzt, der Hautkrankheiten diagnostiziert und behandelt. Bei Polyneuropathie kann ein Dermatologe bei Hautproblemen, die durch die Nervenschädigung verursacht werden, helfen.

Feuchtigkeitscreme

Die Verwendung von Feuchtigkeitscreme hilft, die Haut geschmeidig zu halten und Risse zu vermeiden, die bei Polyneuropathie aufgrund von Sensibilitätsstörungen leichter entstehen und Eintrittspforten für Infektionen sein können.

Hautinspektionen

Regelmäßige Hautinspektionen helfen, Veränderungen frühzeitig zu erkennen und so das Risiko von Komplikationen, wie z.B. Infektionen oder Geschwüren, bei Polyneuropathie zu minimieren.

Hautpflege

Eine sorgfältige Hautpflege ist wichtig, um die Haut bei Polyneuropathie gesund zu halten und Infektionen oder Geschwüren vorzubeugen, da die Nervenschädigung die Schmerzempfindung beeinträchtigen kann.

Therapeutische Schuhe

Therapeutische Schuhe können dazu beitragen, den Druck auf die Füße zu verteilen und so das Risiko von Fußgeschwüren bei Polyneuropathie zu verringern. Sie bieten zusätzlichen Schutz und Unterstützung für die Füße.

Verteilung Haut- und Nervenpflege

Anteil der täglichen Pflegeroutinen, die sich auf die Hautgesundheit im Vergleich zur Nervenpflege konzentrieren.

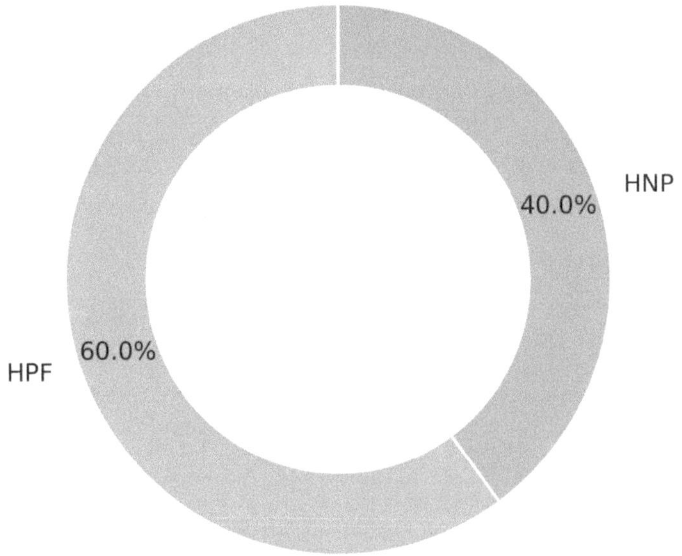

- HNP: Nervenpflege (Schmerz- und Symptombehandlung)
- HPF: Hautpflege (Schutz und Feuchtigkeitspflege)

Dieses Diagramm visualisiert das empfohlene Gleichgewicht zwischen Haut- und Nervenpflege für Personen, die Neuropathie und Nervenschmerzen behandeln. Eine stärkere Betonung der Hautgesundheit unterstreicht die Bedeutung der vorbeugenden Pflege und der Minimierung potenzieller Auslöser für Nervenbeschwerden, während der spezielle Anteil für die Nervenpflege die aktive Behandlung bestehender Symptome hervorhebt.

Stressreduktion

Stressmanagement ist ein wichtiger Aspekt im Umgang mit Polyneuropathie und Nervenschmerzen. Chronischer Stress kann die Schmerzempfindung verstärken und die Lebensqualität zusätzlich beeinträchtigen. Daher sind Strategien zur Stressreduktion hilfreich, um die Beschwerden zu lindern und das allgemeine Wohlbefinden zu steigern [s125]. Bewegung spielt dabei eine zentrale Rolle. Körperliche Aktivität, angepasst an die individuellen Möglichkeiten, kann nicht nur die körperliche Fitness verbessern, sondern auch Stresshormone abbauen und die Stimmung positiv beeinflussen [s126]. Spaziergänge in der Natur, Schwimmen oder Radfahren sind nur einige Beispiele für Aktivitäten, die sich positiv auf den Körper und die Psyche auswirken können. Neben Bewegung sind auch Entspannungstechniken wie Yoga, Tai Chi oder Meditation wirksam, um Stress abzubauen und die Körperwahrnehmung zu verbessern. Diese Praktiken fördern die Konzentration auf den gegenwärtigen Moment und helfen, Gedankenspiralen zu unterbrechen, die Nervenschmerzen oft verschlimmern. Achtsamkeitsübungen, bei denen die Aufmerksamkeit gezielt auf den Atem oder Körperempfindungen gelenkt wird, können ebenfalls dazu beitragen, mit Stress und Schmerzen besser umzugehen. Eine ausgewogene Ernährung mit ausreichend Vitaminen und Mineralstoffen unterstützt zusätzlich das Nervensystem und kann Stressresistenz fördern [s125]. Neben diesen Maßnahmen kann in manchen Fällen auch professionelle Unterstützung durch Psychologen oder Therapeuten sinnvoll sein, um individuelle Strategien zur Stressbewältigung zu entwickeln und die vorhandenen Ressourcen zu stärken.

Achtsamkeitsübungen

Achtsamkeitsübungen helfen, die Aufmerksamkeit auf den gegenwärtigen Moment zu richten, ohne zu bewerten. Sie können bei Polyneuropathie dazu beitragen, die Wahrnehmung von Schmerzen zu verändern und den Umgang damit zu verbessern.

Stressmanagement

Stressmanagement umfasst verschiedene Techniken und Methoden, um Stress zu bewältigen und seine negativen Auswirkungen auf die Gesundheit zu minimieren. Bei Polyneuropathie kann Stress die Schmerzen verschlimmern. Daher ist ein gutes Stressmanagement wichtig, um die Lebensqualität zu verbessern.

Stressreduktionsmaßnahmen bei Neuropathie

Wirksamkeit von Stressreduktionsmaßnahmen basierend auf Aufwand und Symptomlinderung.

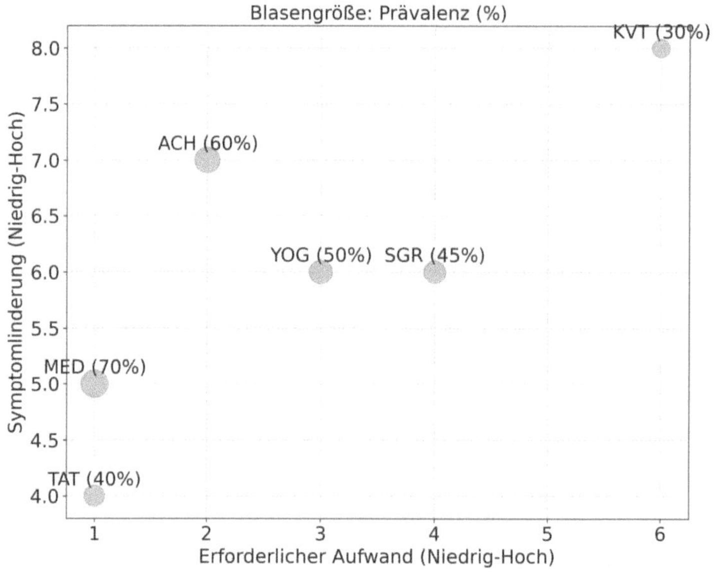

Blasengröße: Prävalenz (%)

ACH: Achtsamkeit	KVT: KVT
MED: Medikamente	SGR: Selbsthilfegruppen
TAT: Tiefe Atmung	YOG: Yoga

Diese Grafik zeigt, dass Achtsamkeit und Yoga im Vergleich zum erforderlichen Aufwand eine erhebliche Symptomlinderung bieten. Medikamente können zwar eine signifikante Linderung verschaffen, erfordern aber weniger Aufwand. Tiefe Atemübungen bieten moderate Linderung bei minimalem Aufwand. Kognitive Verhaltenstherapie (KVT) erfordert einen höheren Aufwand mit potenziell hohem Nutzen. Selbsthilfegruppen bieten eine gute Linderung bei mittlerem Aufwand.

Konkrete Ratschläge

- Verknüpfen Sie Ihre tägliche Fußinspektion mit einem wohltuenden Fußbad mit ätherischen Ölen.
- Entwickeln Sie ein persönliches Frühwarnsystem für Hautveränderungen: Fotografieren Sie regelmäßig Ihre Haut, um Veränderungen im Zeitverlauf besser zu erkennen.
- Tragen Sie verschiedene Texturen in Socken und Schuhen, um die Wahrnehmung Ihrer Füße zu stimulieren und die Sensibilität zu trainieren.
- Erstellen Sie eine "Wohlfühl-Apotheke" mit natürlichen Mitteln zur Hautpflege, wie Ringelblumensalbe oder Aloe Vera.
- Integrieren Sie kleine Bewegungspausen in Ihren Alltag, um die Durchblutung zu fördern und Verspannungen zu lösen.
- Nutzen Sie die Zeit beim Zähneputzen für einbeiniges Stehen, um Ihr Gleichgewicht zu trainieren und gleichzeitig die Fußmuskulatur zu stärken.
- Schaffen Sie sich eine entspannende Abendroutine mit sanften Dehnübungen und beruhigender Musik, um Stress abzubauen und Ihre Schlafqualität zu verbessern.
- Erkunden Sie die Möglichkeiten der Selbstmassage: Lernen Sie einfache Techniken, um Verspannungen zu lösen und die Durchblutung zu fördern.
- Entwickeln Sie ein persönliches Belohnungssystem für erreichte Gesundheitsziele, um Ihre Motivation zu steigern und Ihre Fortschritte zu feiern.
- Reflektieren Sie regelmäßig Ihre Gesundheitsgewohnheiten und passen Sie diese an Ihre individuellen Bedürfnisse und Lebensumstände an.

Rückblick - 5. Selbstmanagement

Selbstmanagement bei Polyneuropathie und Nervenschmerzen bedeutet, aktiv Einfluss auf Ihr Wohlbefinden zu nehmen. Es geht darum, Ihre individuellen Bedürfnisse zu erkennen und Strategien zu entwickeln, die Ihnen helfen, die Herausforderungen des Alltags besser zu meistern. Dieser Prozess erfordert Engagement und Geduld, lohnt sich aber langfristig, da Sie so Ihre Lebensqualität nachhaltig verbessern können. Ein wichtiger Aspekt ist der Schutz Ihrer Gelenke. Achten Sie auf eine ergonomische Gestaltung Ihres Arbeitsplatzes und Ihrer Alltagsaktivitäten. Vermeiden Sie Überlastungen, indem Sie beispielsweise schwere Gegenstände schieben statt heben und Hilfsmittel wie angepasste Bestecke oder Schreibgeräte verwenden. Integrieren Sie regelmäßige, sanfte Bewegungsübungen in Ihren Alltag, um die Beweglichkeit Ihrer Gelenke zu erhalten und die Muskulatur zu stärken. Beginnen Sie langsam und steigern Sie die Intensität der Übungen schrittweise, immer im Einklang mit Ihrer Schmerztoleranz. Sollten Sie Schmerzen oder Schwellungen in den Gelenken bemerken, können Kompressionshandschuhe oder -bandagen Linderung verschaffen.

Ein weiterer zentraler Punkt im Selbstmanagement ist der Umgang mit Schmerzen. Führen Sie ein Schmerztagebuch, in dem Sie die Schmerzintensität, -qualität und -dauer sowie die Einflussfaktoren dokumentieren. Dies hilft Ihnen, Muster zu erkennen und Ihre Therapie optimal anzupassen. Ergänzend zu medikamentösen Behandlungen können Entspannungstechniken wie progressive Muskelentspannung, autogenes Training oder Achtsamkeitsübungen die Schmerzwahrnehmung positiv beeinflussen. Experimentieren Sie mit verschiedenen Methoden, um herauszufinden, welche Ihnen am besten hilft. Digitale Selbstmanagement-Tools können Sie dabei unterstützen, die Techniken korrekt anzuwenden und Ihre Fortschritte zu verfolgen. Scheuen Sie sich nicht, den Austausch mit anderen Betroffenen in Selbsthilfegruppen oder Online-Foren zu suchen. Soziale Unterstützung kann Ihnen helfen, Motivation und Zuversicht zu bewahren.

Neben der Schmerzbewältigung spielt auch die Pflege Ihrer Haut und insbesondere Ihrer Füße eine wichtige Rolle. Tägliche Inspektionen auf Verletzungen, Druckstellen oder Hautveränderungen sind unerlässlich. Waschen und trocknen Sie Ihre Füße sorgfältig und verwenden Sie eine pH-neutrale Feuchtigkeitscreme, um die Haut geschmeidig zu halten. Tragen Sie bequeme, gut sitzende Schuhe und nahtlose Socken, um Reibung und Blasenbildung zu vermeiden. Bei anhaltenden Hautproblemen oder schlecht heilenden Wunden konsultieren Sie einen Dermatologen oder Podologen. Denken Sie auch an die Impfprophylaxe, insbesondere gegen Gürtelrose, um das Risiko schmerzhafter Nervenentzündungen zu minimieren.

Schließlich ist Stressreduktion ein essentieller Bestandteil des Selbstmanagements. Chronischer Stress kann Nervenschmerzen verstärken. Integrieren Sie daher regelmäßig stressreduzierende Aktivitäten in Ihren Alltag. Dies kann Bewegung an der frischen Luft, Entspannungstechniken oder auch einfach Zeit für Ihre Hobbys sein. Achten Sie auf eine ausgewogene Ernährung und ausreichend Schlaf. Sollten Sie Schwierigkeiten haben, Stress selbstständig zu bewältigen, zögern Sie nicht, professionelle Hilfe in Anspruch zu nehmen. Selbstmanagement bei Polyneuropathie und Nervenschmerzen ist ein kontinuierlicher Prozess, der Anpassung und Geduld erfordert. Bleiben Sie dran und feiern Sie Ihre Erfolge – jeder Schritt in Richtung mehr Wohlbefinden zählt.

Kostenlose Zusatzangebote in Planung

Wir freuen uns, Ihnen künftig ergänzende kostenlose Materialien zu diesem Buch anbieten zu können:

- Ein exklusives Bonuskapitel mit zusätzlichen Inhalten
- Eine kompakte Zusammenfassung des gesamten Buches im PDF-Format
- Eine Hörspiel Version (In Planung)

Die Veröffentlichung dieser Materialien ist für 2025 geplant.
Besuchen Sie gerne schon heute unsere Website. Sobald unser Newsletter-Service startet (voraussichtlich 2025), können Sie sich dort für Updates registrieren und verpassen keine Neuigkeiten zu den kostenlosen Zusatzangeboten.

www.SaageBooks.com/de/polyneuropathie-bonus-BEEJ3OY

Liebe Leserinnen, liebe Leser,

Wir fühlen uns sehr geehrt, dass Sie sich die Zeit genommen haben, unser Buch von Anfang bis Ende zu lesen. Unser größter Wunsch ist es, Ihnen wertvolle Erkenntnisse und praktische Hilfestellungen mit auf den Weg zu geben. Ihr Vertrauen in unsere Arbeit bedeutet uns sehr viel. Wir hoffen, die Lektüre war für Sie bereichernd. Sollten Sie Fragen oder Anregungen haben, können Sie uns gerne über unsere Website kontaktieren.

Wenn Ihnen dieses Buch gefallen hat, würden wir uns sehr über eine ehrliche Rezension freuen. Sie können Ihre ehrliche Bewertung ganz einfach auf der Verkaufsplattform hinterlassen, über die Sie das Buch erworben haben.
Vielen Dank für Ihre Unterstützung!

Bendis Saage

Saage Media GmbH - Team

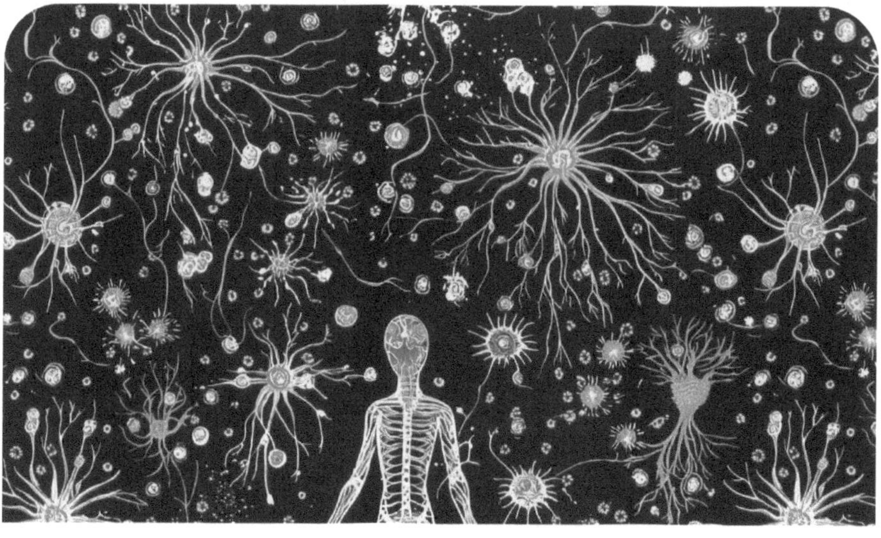

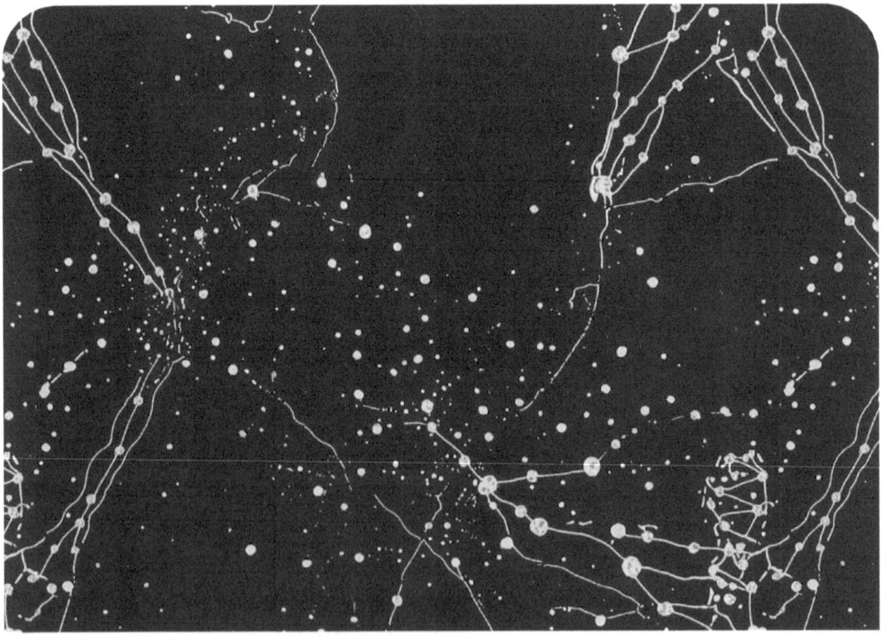

Quellen

Unser aufrichtiger Dank gilt allen Autoren der zitierten wissenschaftlichen und nicht-wissenschaftlichen Quellen, den Betreibern der referenzierten Internetseiten sowie den Urhebern der verwendeten Bilder, Grafiken und Studien, deren wertvolle Arbeiten zur Entstehung dieses Buches beigetragen haben.
Für weitere Informationen empfehlen wir Ihnen, die Quellen-Websites zu besuchen.
Sollten Sie Fehler bei der Zuordnung oder andere Unstimmigkeiten entdecken, kontaktieren Sie uns bitte.

Alle Quellen wurden zuletzt aufgerufen am: 2025-02-18

[s1] - https://www.ncbi.nlm.nih.gov/books/NBK559020/

Autor:	Elias L. Gomatos, Scott C. Dulebohn, Anis Rehman	**Titel:**	Sensory Neuropathy
von:	StatPearls Publishing	**Datum:**	2024/02/25
Webseite:	NCBI Bookshelf	**Publisher:**	StatPearls Publishing

[s2] - https://pmc.ncbi.nlm.nih.gov/articles/PMC3086960/

Autor:	Alexandra Hovaguimian, Christopher H Gibbons	**Titel:**	Diagnosis and Treatment of Pain in Small Fiber Neuropathy
von:	Center for Autonomic and Peripheral Nerve Disorders, Beth Israel Deaconess Medical Center, Harvard Medical School, Boston, MA 02134, USA.	**DOI:**	10.1007/s11916-011-0181-7
Datum:	2011 Jun	**Webseite:**	PubMed Central (PMC)
Publisher:	Current pain and headache reports		

[s3] - https://www.ncbi.nlm.nih.gov/books/NBK442009/

Autor:	Myron A. Bodman, Mark A. Dreyer, Matthew A. Varacallo	**Titel:**	Diabetic Peripheral Neuropathy
von:	National Center for Biotechnology Information (NCBI)	**Datum:**	2024/02/25
Webseite:	NCBI Bookshelf	**Publisher:**	StatPearls Publishing

[s4] - https://www.ncbi.nlm.nih.gov/books/NBK448179/

Autor:	Justin O. Sevy, Reddog E. Sina, Matthew A. Varacallo	**Titel:**	Carpal Tunnel Syndrome
von:	StatPearls Publishing	**Datum:**	2023/10/29
Webseite:	NCBI Bookshelf	**Publisher:**	StatPearls Publishing

[s5] - https://www.ninds.nih.gov/health-information/disorders/charcot-marie-tooth-disease

Titel:	Charcot-Marie-Tooth Disease | National Institute of Neurological Disorders and Stroke	**von:**	National Institute of Neurological Disorders and Stroke (NINDS)
Webseite:	National Institute of Neurological Disorders and Stroke	**Publisher:**	National Institutes of Health (NIH)

[s6] - https://www.ncbi.nlm.nih.gov/books/NBK542220/

Autor:	Claudia Hammi, Brent Yeung	**Titel:**	Neuropathy
von:	National Center for Biotechnology Information (NCBI)	**Datum:**	2022/10/15
Webseite:	NCBI Bookshelf	**Publisher:**	StatPearls Publishing

[s7] - https://www.ncbi.nlm.nih.gov/books/NBK559020/

Autor:	Elias L. Gomatos, Scott C. Dulebohn, Anis Rehman	**Titel:**	Sensory Neuropathy
von:	StatPearls Publishing	**Datum:**	2024/02/25
Webseite:	NCBI Bookshelf	**Publisher:**	StatPearls Publishing

[s8] - https://www.ncbi.nlm.nih.gov/books/NBK563249/

Autor:	Bhanu Gogia, Franklyn Rocha Cabrero, Mahammed Z. Khan Suheb, Forshing Lui, Prashant K. Rai	**Titel:**	Chronic Inflammatory Demyelinating Polyradiculoneuropathy
von:	National Center for Biotechnology Information (NCBI)	**Datum:**	2024/03/04
Webseite:	NCBI Bookshelf	**Publisher:**	StatPearls Publishing

[s9] - https://www.ncbi.nlm.nih.gov/books/NBK554393/

Autor:	Subhadra L. Nori, Michael F. Stretanski	**Titel:**	Foot Drop
von:	StatPearls Publishing	**Datum:**	2024/02/12
Webseite:	NCBI Bookshelf	**Publisher:**	StatPearls Publishing

[s10] - https://pmc.ncbi.nlm.nih.gov/articles/PMC6256941/

Autor:	Patricia M Kluding, Sonja K Bareiss, Mary Hastings, Robin L Marcus, David R Sinacore, Michael J Mueller	**Titel:**	Physical Training and Activity in People With Diabetic Peripheral Neuropathy: Paradigm Shift
DOI:	10.2522/ptj.20160124	**Datum:**	2016 Jul 21
Webseite:	PubMed Central (PMC)		

[s11] - https://www.ncbi.nlm.nih.gov/books/NBK442009/

Autor:	Myron A. Bodman, Mark A. Dreyer, Matthew A. Varacallo	**Titel:**	Diabetic Peripheral Neuropathy
von:	NCBI Bookshelf	**Datum:**	2024/02/25
Webseite:	NCBI Bookshelf	**Publisher:**	StatPearls Publishing

[s12] - https://www.ncbi.nlm.nih.gov/books/NBK442009/

Autor:	Myron A. Bodman, Mark A. Dreyer, Matthew A. Varacallo	**Titel:**	Diabetic Peripheral Neuropathy
von:	StatPearls Publishing	**Datum:**	2024/02/25
Webseite:	NCBI Bookshelf	**Publisher:**	StatPearls Publishing

[s13] - https://pmc.ncbi.nlm.nih.gov/articles/PMC8413738/

Autor:	Bolette Wittenberg, Toke K Svendsen, Laura M Gaist, Mustapha Itani, Sandra S Gylfadottir, Troels S Jensen, David Gaist, Søren H Sindrup, Thomas Krøigård	**Titel:**	Test-retest and time dependent variation and diagnostic values of vibratory sensation determined by biothesiometer and the Rydel-Seiffer tuning fork
von:	Research Unit for Neurology, Odense University Hospital, University of Southern Denmark, Odense, Denmark; Danish Pain Research Center, Department of Clinical Medicine, Aarhus University, Aarhus, Denmark; Department of Neurology, Aarhus University Hospital, Aarhus, Denmark	**DOI:**	10.1002/brb3.2230
Datum:	2021 Jun 4	**Webseite:**	PubMed Central (PMC)
Publisher:	Brain and Behavior		

[s14] - https://pubmed.ncbi.nlm.nih.gov/28063170/

Autor:	Dyck PJ, Kincaid JC, Dyck PJB, Chaudhry V, Goyal NA, Alves C, Salhi H, Wiesman JF, Labeyrie C, Robinson-Papp J, Cardoso M, Laura M, Ruzhansky K, Cortese A, Brannagan TH, Khoury J, Khella S, Waddington-Cruz M, Ferreira J, Wang AK, Pinto MV, Ayache SS, Benson MD, Berk JL, Coelho T, Polydefkis M, Gorevic P, Adams DH, Plante-Bordeneuve V, Whelan C, Merlini G, Heitner S, Drachman BM, Conceição I, Klein CJ, Gertz MA, Ackermann EJ, Hughes SG, Mauermann ML, Bergemann R, Lodermeier KA, Davies JL, Carter RE, Litchy WJ	**Titel:**	Assessing mNIS+7Ionis and international neurologists' proficiency in a familial amyloidotic polyneuropathy trial
DOI:	10.1002/mus.25563	**Datum:**	2017 Nov
Webseite:	PubMed	**Publisher:**	Muscle Nerve

[s15] - https://pmc.ncbi.nlm.nih.gov/articles/PMC8576350/

Autor:	Yongchun Yu	**Titel:**	Gold Standard for Diagnosis of DPN
von:	Department of Endocrinology, Lhasa People's Hospital, Lhasa, China	**DOI:**	10.3389/fendo.2021.719356
Datum:	2021 Oct 26	**Webseite:**	PubMed Central (PMC)
Publisher:	Frontiers in Endocrinology		

[s16] - https://pmc.ncbi.nlm.nih.gov/articles/PMC9967934/

Autor: Raffaele Galiero, Alfredo Caturano, Erica Vetrano, Domenico Beccia, Chiara Brin, Maria Alfano, Jessica Di Salvo, Raffaella Epifani, Alessia Piacevole, Giuseppina Tagliaferri, Maria Rocco, Ilaria Iadicicco, Giovanni Docimo, Luca Rinaldi, Celestino Sardu, Teresa Salvatore, Raffaele Marfella, Ferdinando Carlo Sasso
Titel: Peripheral Neuropathy in Diabetes Mellitus: Pathogenetic Mechanisms and Diagnostic Options
von: University of Campania "Luigi Vanvitelli"
DOI: 10.3390/ijms24043554
Datum: 2023 Feb 10
Webseite: PMC
Publisher: International Journal of Molecular Sciences

[s17] - https://www.ncbi.nlm.nih.gov/books/NBK562235/

Autor: Neal Bryan Rosario, Orlando De Jesus
Titel: Electrodiagnostic Evaluation of Carpal Tunnel Syndrome
von: StatPearls Publishing
Datum: 2023/08/23
Webseite: NCBI Bookshelf
Publisher: StatPearls Publishing

[s18] - https://www.ncbi.nlm.nih.gov/books/NBK563169/

Autor: Briana J. Novello, Thomas Pobre
Titel: Electrodiagnostic Evaluation of Peripheral Neuropathy
von: StatPearls Publishing
Datum: 2023/01/30
Webseite: NCBI Bookshelf
Publisher: StatPearls Publishing

[s19] - https://pmc.ncbi.nlm.nih.gov/articles/PMC7650053/

Autor: Helmar C Lehmann, Gilbert Wunderlich, Gereon R Fink, Claudia Sommer
Titel: Diagnosis of peripheral neuropathy
DOI: 10.1186/s42466-020-00064-2
Datum: 2020 Jul 15
Webseite: PubMed Central (PMC)
Publisher: Neurological Research and Practice

[s20] - https://pubmed.ncbi.nlm.nih.gov/32333547/

Autor: Horlings CGC; Rath J; Finsterer J; Wanschitz JV; Löscher WN
Titel: Laboratory Tests for Neuropathies: What to do and to Avoid
von: PubMed
DOI: 10.3233/JND-200488
Datum: 2020
Webseite: PubMed
Publisher: J Neuromuscul Dis

[s21] - https://www.ncbi.nlm.nih.gov/books/NBK442009/

Autor: Myron A. Bodman; Mark A. Dreyer; Matthew A. Varacallo
Titel: Diabetic Peripheral Neuropathy
von: StatPearls Publishing
Datum: 2024/02/25
Webseite: NCBI Bookshelf
Publisher: StatPearls Publishing

[s22] - https://pmc.ncbi.nlm.nih.gov/articles/PMC3531896/

Autor: Susan C Shin, Jessica Robinson-Papp
Titel: AMYLOID NEUROPATHIES
von: Mount Sinai School of Medicine, New York, NY
DOI: 10.1002/msj.21352
Datum: 2012 Nov
Webseite: PubMed Central (PMC)
Publisher: The Mount Sinai journal of medicine, New York

[s23] - https://www.ncbi.nlm.nih.gov/books/NBK442009/

Autor:	Myron A. Bodman, Mark A. Dreyer, Matthew A. Varacallo	**Titel:**	Diabetic Peripheral Neuropathy
von:	StatPearls Publishing	**Datum:**	2024/02/25
Webseite:	NCBI Bookshelf	**Publisher:**	StatPearls Publishing

[s24] - https://www.nlm.nih.gov/medlineplus/peripheralnervedisorders.html

Titel:	Peripheral Nerve Disorders	**von:**	National Library of Medicine
Datum:	2000-01-05	**Webseite:**	MedlinePlus
Publisher:	National Library of Medicine		

[s25] - https://pmc.ncbi.nlm.nih.gov/articles/PMC5974632/

Autor:	Joanna Perzyńska-Mazan, Maria Maś lińska, Robert Gasik	**Titel:**	Neurological manifestations of primary Sjögren's syndrome
von:	National Institute of Geriatrics, Rheumatology and Rehabilitation	**DOI:**	10.5114/reum.2018.75521
Datum:	2018 May 9	**Webseite:**	PubMed Central (PMC)
Publisher:	Reumatologia		

[s26] - https://pmc.ncbi.nlm.nih.gov/articles/PMC2430688/

Autor:	P Marchettini, M Lacerenza, E Mauri, C Marangoni	**Titel:**	Painful Peripheral Neuropathies
von:	Scientific Institute San Raffaele	**DOI:**	10.2174/157015906778019536
Datum:	2006 Jul	**Webseite:**	PubMed Central (PMC)
Publisher:	Current Neuropharmacology		

[s27] - https://pmc.ncbi.nlm.nih.gov/articles/PMC4300794/

Autor:	Marco Castori, Nicol C Voermans	**Titel:**	Neurological manifestations of Ehlers-Danlos syndrome(s): A review
von:	PubMed Central (PMC)	**Datum:**	2014 Oct 6
Webseite:	pmc.ncbi.nlm.nih.gov	**Publisher:**	Iranian Journal of Neurology

[s28] - https://pmc.ncbi.nlm.nih.gov/articles/PMC8517070/

Autor:	Marco Zoccarato, Wolfgang Grisold, Anna Grisold, Valentina Poretto, Federica Boso, Bruno Giometto	**Titel:**	Paraneoplastic Neuropathies: What's New Since the 2004 Recommended Diagnostic Criteria
von:	PubMed Central (PMC)	**DOI:**	10.3389/fneur.2021.706169
Datum:	2021 Oct 1	**Webseite:**	PubMed Central (PMC)
Publisher:	Frontiers in Neurology		

[s29] - https://pmc.ncbi.nlm.nih.gov/articles/PMC4398900/

Autor:	Anne K Schreiber, Carina FM Nones, Renata C Reis, Juliana G Chichorro, Joice M Cunha	**Titel:**	Diabetic neuropathic pain: Physiopathology and treatment
von:	Department of Pharmacology, Biological Sciences Sector, Federal University of Parana	**DOI:**	10.4239/wjd.v6.i3.432
Datum:	2015 Apr 15	**Webseite:**	PubMed Central (PMC)
Publisher:	World Journal of Diabetes		

[s30] - https://pmc.ncbi.nlm.nih.gov/articles/PMC3057039/

Autor:	Christopher H Gibbons, Roy Freeman	**Titel:**	Treatment induced diabetic neuropathy– a reversible painful autonomic neuropathy
von:	Department of Neurology, Beth Israel Deaconess Medical Center, Harvard Medical School, Boston, MA	**DOI:**	10.1002/ana.21952
Datum:	2010 Apr	**Webseite:**	PubMed Central (PMC)
Publisher:	Annals of neurology		

[s31] - https://pmc.ncbi.nlm.nih.gov/articles/PMC4940063/

Autor:	Daniele Cazzato, Marco Castori, Raffaella Lombardi, Francesca Caravello, Eleonora Dalla Bella, Antonio Petrucci, Paola Grammatico, Chiara Dordoni, Marina Colombi, Giuseppe Lauria	**Titel:**	Small fiber neuropathy is a common feature of Ehlers-Danlos syndromes
von:	From 3rd Neurology Unit and Skin Biopsy (D.C., R.L., F.C., E.D.B., G.L.), Peripheral Neuropathy and Neuropathic Pain Laboratory, IRCCS Foundation “Carlo Besta” Neurological Institute, Milan; Unit of Medical Genetics (M.C., P.G.), Department of Molecular Medicine, Sapienza University, San Camillo-Forlanini Hospital, Rome, Italy; Neurology Unit (A.P.), San Camillo-Forlanini Hospital, Rome; and Division of Biology and Genetics (C. D., M.C.), Department of Molecular and Translational Medicine, University of Brescia, Italy.	**DOI:**	10.1212/WNL.0000000000002847
Datum:	2016 Jul 12	**Webseite:**	PubMed Central (PMC)
Publisher:	Neurology		

[s32] - https://www.ncbi.nlm.nih.gov/books/NBK534257/

Autor:	Stephan A Schug, Kathryn JD Stannard	**Titel:**	Treatment of Neuropathic Pain
von:	National Center for Biotechnology Information (NCBI)	**Datum:**	2011
Webseite:	NCBI Bookshelf	**Publisher:**	University of Adelaide Press

[s33] - https://pmc.ncbi.nlm.nih.gov/articles/PMC6544553/

Autor:	Daniel Bates, B Carsten Schultheis, Michael C Hanes, Suneil M Jolly, Krishnan V Chakravarthy, Timothy R Deer, Robert M Levy, Corey W Hunter	**Titel:**	A Comprehensive Algorithm for Management of Neuropathic Pain
von:	Metro Pain Group, Victoria, Australia; Muskuloskelettales Zentrum - Interventionelle Schmerztherapie, Krankenhaus Neuwerk "Maria von den Aposteln," Mönchengladbach, Germany; Jax Spine & Pain Centers, Jacksonville, Florida; Louisiana Pain Specialists, New Orleans, Louisiana; New Orleans East Hospital, New Orleans, Louisiana; Department of Anesthesiology and Pain Medicine, University of California San Diego Health Sciences, La Jolla, California; Veterans Administration San Diego Healthcare System, San Diego, California; The Spine and Nerve Center of the Virginias, Charleston, West Virginia; Institute for Neuromodulation, Boca Raton, Florida; Ainsworth Institute of Pain Management, New York, New York, USA	**DOI:**	10.1093/pm/pnz075
Datum:	2019 Jun 1	**Webseite:**	PubMed Central (PMC)
Publisher:	Pain Medicine: The Official Journal of the American Academy of Pain Medicine		

[s34] - https://www.ncbi.nlm.nih.gov/pmc/articles/PMC8396869/

Autor:	Ancor Serrano Afonso, Thiago Carnaval, Sebastià Videla Cés	**Titel:**	Combination Therapy for Neuropathic Pain: A Review of Recent Evidence
von:	National Center for Biotechnology Information (NCBI)	**DOI:**	10.3390/jcm10163533
Datum:	2021 Aug 11	**Webseite:**	PubMed Central (PMC)
Publisher:	Journal of Clinical Medicine		

[s35] - https://pmc.ncbi.nlm.nih.gov/articles/PMC6494210/

Autor:	Martin Mücke, Tudor Phillips, Lukas Radbruch, Frank Petzke, Winfried Hä user	**Titel:**	Cannabis-based medicines for chronic neuropathic pain in adults
DOI:	10.1002/14651858.CD012182.pub2	**Datum:**	2018 Mar 7
Webseite:	PubMed Central (PMC)	**Publisher:**	The Cochrane Database of Systematic Reviews

[s36] - https://pmc.ncbi.nlm.nih.gov/articles/PMC6353204/

Autor:	Sheena Derry, Rae Frances Bell, Sebastian Straube, Philip J Wiffen, Dominic Aldington, R Andrew Moore	**Titel:**	Pregabalin for neuropathic pain in adults
DOI:	10.1002/14651858.CD007076.pub3	**Datum:**	2019 Jan 23
Webseite:	PubMed Central (PMC)	**Publisher:**	The Cochrane Database of Systematic Reviews

[s37] - https://pmc.ncbi.nlm.nih.gov/articles/PMC6431761/

Autor:	Eugenio Cavalli, Santa Mammana, Ferdinando Nicoletti, Placido Bramanti, Emanuela Mazzon	**Titel:**	The neuropathic pain: An overview of the current treatment and future therapeutic approaches
von:	I.R.C.C.S. Centro Neurolesi Bonino Pulejo, Messina, Italy; Department of Biomedical and Biotechnological Sciences, University of Catania, Catania, Italy	**DOI:**	10.1177/2058738419838383
Datum:	2019 Mar 22	**Webseite:**	PubMed Central (PMC)
Publisher:	International Journal of Immunopathology and Pharmacology		

[s38] - https://pmc.ncbi.nlm.nih.gov/articles/PMC6825524/

Autor:	Shuiying Hu, Kevin M Huang, Elizabeth J Adams, Charles L Loprinzi, Maryam B Lustberg	**Titel:**	Recent developments of novel pharmacologic therapeutics for prevention of chemotherapy-induced peripheral neuropathy
von:	The Ohio State University; Mayo Clinic	**DOI:**	10.1158/1078-0432.CCR-18-2152
Datum:	2019 May 23	**Webseite:**	PubMed Central (PMC)
Publisher:	American Association for Cancer Research		

[s39] - https://pmc.ncbi.nlm.nih.gov/articles/PMC5960749/

Autor:	Fatemeh Forouzanfar, Hossein Hosseinzadeh	**Titel:**	Medicinal herbs in the treatment of neuropathic pain: a review
von:	Mashhad University of Medical Sciences	**DOI:**	10.22038/IJBMS.2018.24026.6021
Datum:	2018 Apr	**Webseite:**	PubMed Central (PMC)
Publisher:	Iranian Journal of Basic Medical Sciences		

[s40] - https://www.ncbi.nlm.nih.gov/books/NBK442009/

Autor:	Myron A. Bodman, Mark A. Dreyer, Matthew A. Varacallo	**Titel:**	Diabetic Peripheral Neuropathy
von:	StatPearls Publishing	**Datum:**	2024/02/25
Webseite:	NCBI Bookshelf	**Publisher:**	StatPearls Publishing

[s41] - https://pmc.ncbi.nlm.nih.gov/articles/PMC10949339/

Autor:	Theresa Mallick-Searle, Jeremy A Adler	**Titel:**	Update on Treating Painful Diabetic Peripheral Neuropathy: A Review of Current US Guidelines with a Focus on the Most Recently Approved Management Options
DOI:	10.2147/JPR.S442595	**Datum:**	2024 Mar 13
Webseite:	PMC (PubMed Central)	**Publisher:**	Dovepress

[s42] - https://pmc.ncbi.nlm.nih.gov/articles/PMC3086960/
Autor: Alexandra Hovaguimian, Christopher H Gibbons **Titel:** Diagnosis and Treatment of Pain in Small Fiber Neuropathy
von: Beth Israel Deaconess Medical Center, Harvard Medical School **DOI:** 10.1007/s11916-011-0181-7
Datum: 2011 Jun **Webseite:** PubMed Central (PMC)

[s43] - https://pmc.ncbi.nlm.nih.gov/articles/PMC2844009/
Autor: Maija L Haanpää, Geoffrey K Gourlay, Joel L Kent, Christine Miaskowski, Srinivasa N Raja, Kenneth E Schmader, Christopher D Wells **Titel:** Treatment Considerations for Patients With Neuropathic Pain and Other Medical Comorbidities
von: PubMed Central (PMC) **DOI:** 10.4065/mcp.2009.0645
Datum: 2010 Mar **Webseite:** PMC
Publisher: Mayo Clinic Proceedings

[s44] - https://pmc.ncbi.nlm.nih.gov/articles/PMC6447238/
Autor: R Andrew Moore, Sheena Derry, Dominic Aldington, Peter Cole, Philip J Wiffen **Titel:** Amitriptyline for neuropathic pain in adults
DOI: 10.1002/14651858.CD008242.pub3 **Datum:** 2015 Jul 6
Webseite: PubMed Central (PMC) **Publisher:** The Cochrane Database of Systematic Reviews

[s45] - https://pmc.ncbi.nlm.nih.gov/articles/PMC3057039/
Autor: Christopher H Gibbons, Roy Freeman **Titel:** Treatment induced diabetic neuropathy– a reversible painful autonomic neuropathy
von: Department of Neurology, Beth Israel Deaconess Medical Center, Harvard Medical School, Boston, MA **DOI:** 10.1002/ana.21952
Datum: 2010 Apr **Webseite:** PubMed Central (PMC)
Publisher: Annals of neurology

[s46] - https://www.ncbi.nlm.nih.gov/books/NBK542220/
Autor: Claudia Hammi, Brent Yeung **Titel:** Neuropathy
von: StatPearls Publishing **Datum:** 2022/10/15
Webseite: NCBI Bookshelf **Publisher:** StatPearls Publishing

[s47] - https://www.niddk.nih.gov/health-information/diabetes/overview/preventing-problems/nerve-damage-diabetic-neuropathies/proximal-neuropathy
Titel: Proximal Neuropathy - NIDDK **von:** National Institute of Diabetes and Digestive and Kidney Diseases (NIDDK)
Datum: 2024-12-13 **Webseite:** niddk.nih.gov
Publisher: NIDDK - National Institute of Diabetes and Digestive and Kidney Diseases

[s48] - https://www.ninds.nih.gov/health-information/disorders/hereditary-neuropathies
Titel: Hereditary Neuropathies **von:** National Institute of Neurological Disorders and Stroke (NINDS)
Webseite: National Institute of Neurological Disorders and Stroke **Publisher:** National Institutes of Health (NIH)

[s49] - https://pmc.ncbi.nlm.nih.gov/articles/PMC6256941/

Autor:	Patricia M Kluding, Sonja K Bareiss, Mary Hastings, Robin L Marcus, David R Sinacore, Michael J Mueller	**Titel:**	Physical Training and Activity in People With Diabetic Peripheral Neuropathy: Paradigm Shift
DOI:	10.2522/ptj.20160124	**Datum:**	2016 Jul 21
Webseite:	PubMed Central (PMC)	**Publisher:**	Physical Therapy

[s50] - https://www.ninds.nih.gov/health-information/disorders/charcot-marie-tooth-disease

Titel:	Charcot-Marie-Tooth Disease I National Institute of Neurological Disorders and Stroke	**von:**	National Institute of Neurological Disorders and Stroke (NINDS)
Webseite:	National Institute of Neurological Disorders and Stroke	**Publisher:**	National Institutes of Health (NIH)

[s51] - https://pubmed.ncbi.nlm.nih.gov/23778776/

Autor:	Cinara Stein;Bruna Eibel;Rodrigo D M Plentz	**Titel:**	Electrical stimulation and electromagnetic field use in patients with diabetic neuropathy: systematic review and meta-analysis
DOI:	10.1590/S1413-35552012005000083	**Datum:**	2013 Mar-Apr
Webseite:	PubMed	**Publisher:**	Braz J Phys Ther

[s52] - https://pmc.ncbi.nlm.nih.gov/articles/PMC8066049/

Autor:	Silvia Giovannini, Daniele Coraci, Fabrizio Brau, Vincenzo Galluzzo, Claudia Loreti, Pietro Caliandro, Luca Padua, Giulio Maccauro, Lorenzo Biscotti, Roberto Bernabei	**Titel:**	Neuropathic Pain in the Elderly
von:	Fondazione Policlinico Universitario Agostino Gemelli IRCCS; Università Cattolica del Sacro Cuore	**DOI:**	10.3390/diagnostics11040613
Datum:	2021 Mar 30	**Webseite:**	PubMed Central (PMC)

[s53] - https://pmc.ncbi.nlm.nih.gov/articles/PMC8139599/

Autor:	Arsalan Zaheer, Faizan Zaheer, Hadia Saeed, Zoya Tahir, Muhammad Waqas Tahir	**Titel:**	A Review of Alternative Treatment Options in Diabetic Polyneuropathy
DOI:	10.7759/cureus.14600	**Datum:**	2021 Apr 21
Webseite:	PubMed Central (PMC)	**Publisher:**	Cureus

[s54] - https://pmc.ncbi.nlm.nih.gov/articles/PMC9581623/

Autor:	Namrata Hange, Sujan Poudel, Saleha Ozair, Trissa Paul, Meghna Nambakkam, Rakchhya Shrestha, Farrah Greye, Sangam Shah, Yagya Raj Adhikari, Sangharsha Thapa, Pooja Patel	**Titel:**	Managing Chronic Neuropathic Pain: Recent Advances and New Challenges
DOI:	10.1155/2022/8336561	**Datum:**	2022 Oct 12
Webseite:	PubMed Central (PMC)	**Publisher:**	Neurology Research International

[s55] - https://www.ninds.nih.gov/health-information/disorders/peripheral-neuropathy

Titel:	Peripheral Neuropathy	**von:**	National Institute of Neurological Disorders and Stroke (NINDS)
Webseite:	National Institute of Neurological Disorders and Stroke	**Publisher:**	National Institutes of Health (NIH)

[s56] - https://www.ncbi.nlm.nih.gov/books/NBK442009/

Autor:	Myron A. Bodman, Mark A. Dreyer, Matthew A. Varacallo	**Titel:**	Diabetic Peripheral Neuropathy
von:	StatPearls Publishing	**Datum:**	2024/02/25
Webseite:	NCBI Bookshelf	**Publisher:**	StatPearls Publishing

[s57] - https://pmc.ncbi.nlm.nih.gov/articles/PMC6486266/

Autor:	Zi Yong Ju, Ke Wang, Hua Shun Cui, Yibo Yao, Shi Min Liu, Jia Zhou, Tong Yu Chen, Jun Xia	**Titel:**	Acupuncture for neuropathic pain in adults
von:	Shanghai University of Traditional Chinese Medicine, Shuguang Hospital Affiliated to Shanghai University of Traditional Chinese Medicine, Longhua Hospital, The Ingenuity Centre, The University of Nottingham, Systematic Review Solutions Ltd	**DOI:**	10.1002/14651858.CD012057.pub2
Datum:	2017 Dec 2	**Webseite:**	PubMed Central (PMC)
Publisher:	The Cochrane Database of Systematic Reviews		

[s58] - https://pmc.ncbi.nlm.nih.gov/articles/PMC9642075/

Autor:	Jessica N Mezzanotte, Michael Grimm, Namrata V Shinde, Timiya Nolan, Lise Worthen-Chaudhari, Nicole O Williams, Maryam B Lustberg	**Titel:**	Updates in the treatment of chemotherapy-induced peripheral neuropathy
von:	The Ohio State University Wexner Medical Center, The Ohio State University Comprehensive Cancer Center, The Ohio State University College of Nursing, Smilow Cancer Hospital/Yale Cancer Center	**DOI:**	10.1007/s11864-021-00926-0
Datum:	2022 Feb 15	**Webseite:**	PubMed Central (PMC)
Publisher:	Current treatment options in oncology		

[s59] - https://pmc.ncbi.nlm.nih.gov/articles/PMC5359694/

Autor:	Alexandra Dimitrova, Charles Murchison, Barry Oken	**Titel:**	Acupuncture for the Treatment of Peripheral Neuropathy: A Systematic Review and Meta-Analysis
DOI:	10.1089/acm.2016.0155	**Datum:**	2017 Mar 1
Webseite:	PubMed Central (PMC)	**Publisher:**	Journal of Alternative and Complementary Medicine

[s60] - https://pubmed.ncbi.nlm.nih.gov/31478093/

Autor:	Baute V;Zelnik D;Curtis J;Sadeghifar F	**Titel:**	Complementary and Alternative Medicine for Painful Peripheral Neuropathy
von:	PubMed	**DOI:**	10.1007/s11940-019-0584-z
Datum:	09/02/2019	**Webseite:**	PubMed
Publisher:	Curr Treat Options Neurol		

[s61] - https://pmc.ncbi.nlm.nih.gov/articles/PMC10815843/

Autor:	Tobias Romeyke, Harald Stummer	**Titel:**	Multimodal Approaches in the Treatment of Chronic Peripheral Neuropathy—Evidence from Germany
von:	UMIT—University of Health Sciences, Medical Informatics and Technology; Waldhausklinik; University Seeburg Castle	**DOI:**	10.3390/ijerph21010066
Datum:	2024 Jan 7	**Webseite:**	PubMed Central (PMC)
Publisher:	International Journal of Environmental Research and Public Health		

[s62] - https://pmc.ncbi.nlm.nih.gov/articles/PMC8139599/

Autor:	Arsalan Zaheer, Faizan Zaheer, Hadia Saeed, Zoya Tahir, Muhammad Waqas Tahir	**Titel:**	A Review of Alternative Treatment Options in Diabetic Polyneuropathy
DOI:	10.7759/cureus.14600	**Datum:**	2021 Apr 21
Webseite:	PubMed Central (PMC)	**Publisher:**	Cureus

[s63] - https://dx.doi.org/10.1186/s12906-022-03790-z

Autor:	Agnete E. Kristoffersen, Barbara Wider, Jorunn V. Nilsen, Mona Bjelland, Dana C. Mora, Johanna Hök Nordberg, Ann Ragnhild Broderstad, Kiwumulo Nakandi, Trine Stub	**Titel:**	Prevalence of late and long-term effects of cancer (treatment) and use of complementary and alternative medicine in Norway
von:	BioMed Central	**DOI:**	10.1186/s12906-022-03790-z
Datum:	2022-12-05	**Webseite:**	BMC Complementary Medicine and Therapies
Publisher:	BioMed Central		

[s64] - https://pmc.ncbi.nlm.nih.gov/articles/PMC5960749/

Autor:	Fatemeh Forouzanfar, Hossein Hosseinzadeh	**Titel:**	Medicinal herbs in the treatment of neuropathic pain: a review
von:	Mashhad University of Medical Sciences, Pharmaceutical Research Center, Pharmaceutical Technology Institute	**DOI:**	10.22038/IJBMS.2018.24026.6021
Datum:	2018 Apr	**Webseite:**	PubMed Central (PMC)
Publisher:	Iranian Journal of Basic Medical Sciences		

[s65] - https://pmc.ncbi.nlm.nih.gov/articles/PMC8294980/

Autor:	Simone Baltrusch	**Titel:**	The Role of Neurotropic B Vitamins in Nerve Regeneration
von:	Institute of Medical Biochemistry and Molecular Biology, University Medicine Rostock, Rostock, Germany	**DOI:**	10.1155/2021/9968228
Datum:	2021 Jul 13	**Webseite:**	PubMed Central (PMC)
Publisher:	BioMed Research International		

[s66] - https://pmc.ncbi.nlm.nih.gov/articles/PMC4199287/

Autor: Nancy Hammond, Yunxia Wang, Mazen Dimachkie, Richard Barohn
Titel: Nutritional Neuropathies
von: University of Kansas Medical Center, Kansas City, KS
DOI: 10.1016/j.ncl.2013.02.002
Datum: 2013 May
Webseite: PubMed Central (PMC)
Publisher: Neurologic clinics

[s67] - https://pmc.ncbi.nlm.nih.gov/articles/PMC8231824/

Autor: Khaled M Abdelrahman, Kevin V Hackshaw
Titel: Nutritional Supplements for the Treatment of Neuropathic Pain
von: Dell Medical School, University of Texas at Austin
DOI: 10.3390/biomedicines9060674
Datum: 2021 Jun 13
Webseite: PubMed Central (PMC)
Publisher: MDPI

[s68] - https://pmc.ncbi.nlm.nih.gov/articles/PMC10343656/

Autor: Raman Muhamad, Alexandra Akrivaki, Georgia Papagiannopoulou, Periklis Zavridis, Panagiotis Zis
Titel: The Role of Vitamin B6 in Peripheral Neuropathy: A Systematic Review
DOI: 10.3390/nu15132823
Datum: 2023 Jun 21
Webseite: PubMed Central (PMC)
Publisher: Nutrients

[s69] - https://www.nlm.nih.gov/medlineplus/ency/article/002424.htm

Titel: Phosphorus in diet: MedlinePlus Medical Encyclopedia
von: National Library of Medicine
Webseite: MedlinePlus

[s70] - https://pmc.ncbi.nlm.nih.gov/articles/PMC8231824/

Autor: Khaled M Abdelrahman, Kevin V Hackshaw
Titel: Nutritional Supplements for the Treatment of Neuropathic Pain
von: Dell Medical School, University of Texas at Austin
DOI: 10.3390/biomedicines9060674
Datum: 2021 Jun 13
Webseite: PubMed Central (PMC)
Publisher: MDPI

[s71] - https://pmc.ncbi.nlm.nih.gov/articles/PMC8303934/

Autor: Marwa El Soury, Benedetta Elena Fornasari, Giacomo Carta, Federica Zen, Kirsten Haastert-Talini, Giulia Ronchi
Titel: The Role of Dietary Nutrients in Peripheral Nerve Regeneration
von: University of Torino; Neuroscience Institute Cavalieri Ottolenghi (NICO); Hannover Medical School; Center for Systems Neuroscience (ZSN)
DOI: 10.3390/ijms22147417
Datum: 2021 Jul 10
Webseite: PMC

[s72] - https://ods.od.nih.gov/factsheets/Magnesium-HealthProfessional/

Titel: Magnesium - Health Professional Fact Sheet
von: Office of Dietary Supplements, National Institutes of Health (NIH)
Webseite: Office of Dietary Supplements
Publisher: National Institutes of Health (NIH)

[s73] - https://pmc.ncbi.nlm.nih.gov/articles/PMC10574090/

Autor: Helena Lahoda Brodska, Jiri Klempir, Jan Zavora, Pavel Kohout
Titel: The Role of Micronutrients in Neurological Disorders
DOI: 10.3390/nu15194129
Datum: 2023 Sep 25
Webseite: PubMed Central (PMC)
Publisher: Nutrients

[s74] - https://pmc.ncbi.nlm.nih.gov/articles/PMC8231824/

Autor:	Khaled M Abdelrahman, Kevin V Hackshaw	**Titel:**	Nutritional Supplements for the Treatment of Neuropathic Pain
von:	Dell Medical School, University of Texas at Austin	**DOI:**	10.3390/biomedicines9060674
Datum:	2021 Jun 13	**Webseite:**	PubMed Central (PMC)

[s75] - https://pmc.ncbi.nlm.nih.gov/articles/PMC8858590/

Autor:	Ahmed Badar	**Titel:**	Neuropsychiatric Disorders Associated With Vitamin B12 Deficiency: An Autobiographical Case Report
von:	Department of Physiology, College of Medicine, Imam Abdulrahman Bin Faisal University, Dammam, SAU	**DOI:**	10.7759/cureus.21476
Datum:	2022 Jan 21	**Webseite:**	PubMed Central (PMC)
Publisher:	Cureus		

[s76] - https://pmc.ncbi.nlm.nih.gov/articles/PMC4199287/

Autor:	Nancy Hammond, Yunxia Wang, Mazen Dimachkie, Richard Barohn	**Titel:**	Nutritional Neuropathies
von:	University of Kansas Medical Center, Kansas City, KS	**DOI:**	10.1016/j.ncl.2013.02.002
Datum:	2013 May	**Webseite:**	PubMed Central (PMC)
Publisher:	Neurologic clinics		

[s77] - https://pmc.ncbi.nlm.nih.gov/articles/PMC8303934/

Autor:	Marwa El Soury, Benedetta Elena Fornasari, Giacomo Carta, Federica Zen, Kirsten Haastert-Talini, Giulia Ronchi	**Titel:**	The Role of Dietary Nutrients in Peripheral Nerve Regeneration
DOI:	10.3390/ijms22147417	**Datum:**	2021 Jul 10
Webseite:	PubMed Central (PMC)	**Publisher:**	International Journal of Molecular Sciences

[s78] - https://pmc.ncbi.nlm.nih.gov/articles/PMC5583955/

Autor:	Amro M Stino, Albert G Smith	**Titel:**	Peripheral neuropathy in prediabetes and the metabolic syndrome
DOI:	10.1111/jdi.12650	**Datum:**	2017 May 3
Webseite:	PubMed Central (PMC)	**Publisher:**	Journal of Diabetes Investigation

[s79] - https://www.ncbi.nlm.nih.gov/books/NBK442009/

Autor:	Myron A. Bodman, Mark A. Dreyer, Matthew A. Varacallo	**Titel:**	Diabetic Peripheral Neuropathy
von:	StatPearls Publishing	**Datum:**	2024/02/25
Webseite:	NCBI Bookshelf	**Publisher:**	StatPearls Publishing

[s80] - https://pmc.ncbi.nlm.nih.gov/articles/PMC8303934/

Autor:	Marwa El Soury, Benedetta Elena Fornasari, Giacomo Carta, Federica Zen, Kirsten Haastert-Talini, Giulia Ronchi	**Titel:**	The Role of Dietary Nutrients in Peripheral Nerve Regeneration
von:	University of Torino; Neuroscience Institute Cavalieri Ottolenghi (NICO); Hannover Medical School; Center for Systems Neuroscience (ZSN)	**DOI:**	10.3390/ijms22147417
Datum:	2021 Jul 10	**Webseite:**	PMC
Publisher:	MDPI		

[s81] - https://pmc.ncbi.nlm.nih.gov/articles/PMC11594944/

Autor:	Michael Klowak, Rachel Lau, Mariyam N Mohammed, Afia Birago, Bethel Samson, Layla Ahmed, Camille Renee, Milca Meconnen, Mahmud Sam, Andrea K Boggild	**Titel:**	A Systematic Review of Dietary Lifestyle Interventions for Neuropathic Pain
von:	PubMed Central (PMC)	**DOI:**	10.3390/jcm13226766
Datum:	2024 Nov 10	**Webseite:**	pmc.ncbi.nlm.nih.gov
Publisher:	Journal of Clinical Medicine		

[s82] - https://pmc.ncbi.nlm.nih.gov/articles/PMC4208100/

Autor:	Nathan P Staff, Anthony J Windebank	**Titel:**	Peripheral Neuropathy Due to Vitamin Deficiency, Toxins, and Medications
DOI:	10.1212/01.CON.0000455880.06675.5a	**Datum:**	2014 Oct
Webseite:	PubMed Central (PMC)	**Publisher:**	Continuum : Lifelong Learning in Neurology

[s83] - https://pmc.ncbi.nlm.nih.gov/articles/PMC3370340/

Autor:	Kanwaljit Chopra, Vinod Tiwari	**Titel:**	Alcoholic neuropathy: possible mechanisms and future treatment possibilities
von:	Pharmacology Research Laboratory, University Institute of Pharmaceutical Sciences, UGC Center of Advanced Study, Panjab University	**DOI:**	10.1111/j.1365-2125.2011.04111.x
Datum:	2011 Oct 11	**Webseite:**	PubMed Central (PMC)
Publisher:	British Journal of Clinical Pharmacology		

[s84] - https://www.niddk.nih.gov/health-information/diabetes/overview/preventing-problems/nerve-damage-diabetic-neuropathies/what-is-diabetic-neuropathy

Titel:	What Is Diabetic Neuropathy?	**von:**	National Institute of Diabetes and Digestive and Kidney Diseases (NIDDK)
Datum:	2024-12-13	**Webseite:**	NIDDK
Publisher:	NIDDK - National Institute of Diabetes and Digestive and Kidney Diseases		

[s85] - https://www.niddk.nih.gov/health-information/diabetes/overview/healthy-living-with-diabetes

Titel:	Healthy Living with Diabetes - NIDDK	**von:**	National Institute of Diabetes and Digestive and Kidney Diseases (NIDDK)
Datum:	2024-12-27	**Webseite:**	NIDDK
Publisher:	NIDDK		

[s86] - https://pmc.ncbi.nlm.nih.gov/articles/PMC3370340/

Autor:	Kanwaljit Chopra, Vinod Tiwari	**Titel:**	Alcoholic neuropathy: possible mechanisms and future treatment possibilities
von:	University Institute of Pharmaceutical Sciences, UGC Center of Advanced Study, Panjab University	**DOI:**	10.1111/j.1365-2125.2011.04111.x
Datum:	2011 Oct 11	**Webseite:**	PubMed Central (PMC)
Publisher:	British Journal of Clinical Pharmacology		

[s87] - https://pmc.ncbi.nlm.nih.gov/articles/PMC4254767/

Autor:	Brian C Callaghan, Hsinlin Cheng, Catherine L Stables, Andrea L Smith, Eva L Feldman	**Titel:**	Diabetic neuropathy: Clinical manifestations and current treatments
von:	University of Michigan, Ann Arbor	**DOI:**	10.1016/S1474-4422(12)70065-0
Datum:	2012 May 16	**Webseite:**	PubMed Central (PMC)
Publisher:	The Lancet. Neurology		

[s88] - https://pmc.ncbi.nlm.nih.gov/articles/PMC5084623/

Autor:	Lynn Ang, Mamta Jaiswal, Catherine Martin, Rodica Pop-Busui	**Titel:**	Glucose Control and Diabetic Neuropathy: Lessons from Recent Large Clinical Trials
von:	University of Michigan Medical School	**DOI:**	10.1007/s11892-014-0528-7
Datum:	2014	**Webseite:**	PubMed Central (PMC)
Publisher:	Current diabetes reports		

[s89] - https://pmc.ncbi.nlm.nih.gov/articles/PMC8628358/

Autor:	Rudy Luna, Ramya Talanki Manjunatha, Bhaswanth Bollu, Sharan Jhaveri, Chaithanya Avanthika, Nikhil Reddy, Tias Saha, Fenil Gandhi	**Titel:**	A Comprehensive Review of Neuronal Changes in Diabetics
DOI:	10.7759/cureus.19142	**Datum:**	2021 Oct 30
Webseite:	PMC (PubMed Central)	**Publisher:**	Cureus

[s90] - https://www.ncbi.nlm.nih.gov/books/NBK279175/

Autor:	Aparna Anandhanarayanan, Kevin Teh, Mohummad Goonoo, Solomon Tesfaye, Dinesh Selvarajah	**Titel:**	Diabetic Neuropathies
von:	MDText.com, Inc.	**Datum:**	2022/03/15
Webseite:	NCBI Bookshelf	**Publisher:**	MDText.com, Inc.

[s91] - https://pmc.ncbi.nlm.nih.gov/articles/PMC4398900/

Autor:	Anne K Schreiber, Carina FM Nones, Renata C Reis, Juliana G Chichorro, Joice M Cunha	**Titel:**	Diabetic neuropathic pain: Physiopathology and treatment
von:	Department of Pharmacology, Biological Sciences Sector, Federal University of Parana	**DOI:**	10.4239/wjd.v6.i3.432
Datum:	2015 Apr 15	**Webseite:**	PubMed Central (PMC)
Publisher:	World Journal of Diabetes		

[s92] - https://www.mdpi.com/1999-4923/16/8/1068

Autor:	Kestutis Petrikonis, Jurga Bernatoniene, Dalia M. Kopustinskiene, Roberto Casale, Sergio Davinelli, Luciano Saso	**Titel:**	The Antinociceptive Role of Nrf2 in Neuropathic Pain: From Mechanisms to Clinical Perspectives
von:	Multidisciplinary Digital Publishing Institute	**DOI:**	10.3390/pharmaceutics16081068
Datum:	2024-08-15	**Publisher:**	Multidisciplinary Digital Publishing Institute

[s93] - https://www.mdpi.com/2076-3921/13/10/1228

Autor:	Fabiana Superti, Rosario Russo	**Titel:**	Alpha-Lipoic Acid: Biological Mechanisms and Health Benefits
von:	Multidisciplinary Digital Publishing Institute	**DOI:**	10.3390/antiox13101228
Datum:	2024-10-12	**Webseite:**	mdpi.com
Publisher:	Multidisciplinary Digital Publishing Institute		

[s94] - https://pmc.ncbi.nlm.nih.gov/articles/PMC9824456/

Autor:	Umberto Capece, Simona Moffa, Ilaria Improta, Gianfranco Di Giuseppe, Enrico Celestino Nista, Chiara M A Cefalo, Francesca Cinti, Alfredo Pontecorvi, Antonio Gasbarrini, Andrea Giaccari, Teresa Mezza	**Titel:**	Alpha-Lipoic Acid and Glucose Metabolism: A Comprehensive Update on Biochemical and Therapeutic Features
DOI:	10.3390/nu15010018	**Datum:**	2022 Dec 21
Webseite:	PubMed Central (PMC)	**Publisher:**	MDPI

[s95] - https://pmc.ncbi.nlm.nih.gov/articles/PMC6723188/

Autor:	Bahare Salehi, Yakup Berkay Yılmaz, Gizem Antika, Tugba Boyunegmez Tumer, Mohamad Fawzi Mahomoodally, Devina Lobine, Muhammad Akram, Muhammad Riaz, Esra Capanoglu, Farukh Sharopov, Natália Martins, William C Cho, Javad Sharifi-Rad	**Titel:**	Insights on the Use of α-Lipoic Acid for Therapeutic Purposes
DOI:	10.3390/biom9080356	**Datum:**	2019 Aug 9
Webseite:	PubMed Central (PMC)		

[s96] - https://pmc.ncbi.nlm.nih.gov/articles/PMC3682498/

Autor:	Jorge R Miranda-Massari, Michael J Gonzalez, Francisco J Jimenez, Myriam Z Allende-Vigo, Jorge Duconge	**Titel:**	Metabolic Correction in the Management of Diabetic Peripheral Neuropathy: Improving Clinical Results Beyond Symptom Control
von:	University of Puerto Rico-Medical Sciences Campus	**DOI:**	10.2174/157488411798375967
Datum:	2011 Nov	**Webseite:**	PubMed Central (PMC)
Publisher:	Current clinical pharmacology		

[s97] - https://pmc.ncbi.nlm.nih.gov/articles/PMC4786355/

Autor:	Mackenzi Pergolotti, Grant R Williams, Claudine Campbell, Lauro A Munoz, Hyman B Muss	**Titel:**	Occupational Therapy for Adults With Cancer: Why It Matters
von:	PubMed Central (PMC)	**DOI:**	10.1634/theoncologist.2015-0335
Datum:	2016 Feb 10	**Webseite:**	PMC
Publisher:	The Oncologist		

[s98] - https://pmc.ncbi.nlm.nih.gov/articles/PMC9998238/

Autor:	Lindy Clemson, Susan Stark, Alison C Pighills, Nicola J Fairhall, Sarah E Lamb, Jinnat Ali, Catherine Sherrington	**Titel:**	Environmental interventions for preventing falls in older people living in the community
DOI:	10.1002/14651858.CD013258.pub2	**Datum:**	2023 Mar 10
Webseite:	PubMed Central (PMC)	**Publisher:**	The Cochrane Database of Systematic Reviews

[s99] - https://pmc.ncbi.nlm.nih.gov/articles/PMC8095069/

Autor:	Lesley D Gillespie, M Clare Robertson, William J Gillespie, Catherine Sherrington, Simon Gates, Lindy Clemson, Sarah E Lamb	**Titel:**	Interventions for preventing falls in older people living in the community
DOI:	10.1002/14651858.CD007146.pub3	**Datum:**	2012 Sep 12
Webseite:	PubMed Central (PMC)	**Publisher:**	The Cochrane Database of Systematic Reviews

[s100] - https://pmc.ncbi.nlm.nih.gov/articles/PMC9410148/

Autor:	Sasha Smith, Pasha Normahani, Tristan Lane, David Hohenschurz-Schmidt, Nick Oliver, Alun Huw Davies	**Titel:**	Prevention and Management Strategies for Diabetic Neuropathy
von:	Imperial College London, Imperial College Healthcare NHS Trust, Cambridge University Hospitals NHS Foundation Trust, National Library of Medicine (NLM)	**DOI:**	10.3390/life12081185
Datum:	2022 Aug 3	**Webseite:**	PubMed Central (PMC)
Publisher:	Life		

[s101] - https://pmc.ncbi.nlm.nih.gov/articles/PMC8544443/

Autor:	Jose G Montoya, Theresa G Dowell, Amy E Mooney, Mary E Dimmock, Lily Chu	**Titel:**	Caring for the Patient with Severe or Very Severe Myalgic Encephalomyelitis/Chronic Fatigue Syndrome
von:	PubMed Central (PMC)	**DOI:**	10.3390/healthcare9101331
Datum:	2021 Oct 6	**Webseite:**	pmc.ncbi.nlm.nih.gov
Publisher:	Healthcare		

[s102] - https://pmc.ncbi.nlm.nih.gov/articles/PMC11150592/

Autor:	Alexandra-Daniela Rotaru-Zavaleanu, Cristian Virgil Lungulescu, Marius Gabriel Bunescu, Ramona Constantina Vasile, Victor Gheorman, Andrei Gresita, Venera Cristina Dinescu	**Titel:**	Occupational Carpal Tunnel Syndrome: a scoping review of causes, mechanisms, diagnosis, and intervention strategies
von:	University of Medicine and Pharmacy of Craiova, New York Institute of Technology	**DOI:**	10.3389/fpubh.2024.1407302
Datum:	2024 May 22	**Webseite:**	PMC (PubMed Central)
Publisher:	Frontiers in Public Health		

[s103] - https://pmc.ncbi.nlm.nih.gov/articles/PMC8142076/

Autor:	Katherine Jones, Fiona Hawke, Jane Newman, James AL Miller, Joshua Burns, Djordje G Jakovljevic, Grainne Gorman, Douglass M Turnbull, Gita Ramdharry	**Titel:**	Interventions for promoting physical activity in people with neuromuscular disease
DOI:	10.1002/14651858.CD013544.pub2	**Datum:**	2021 May 24
Webseite:	PubMed Central (PMC)	**Publisher:**	The Cochrane Database of Systematic Reviews

[s104] - https://www.ninds.nih.gov/health-information/disorders/transverse-myelitis

Titel:	Transverse Myelitis	**von:**	National Institute of Neurological Disorders and Stroke (NINDS)
Webseite:	National Institute of Neurological Disorders and Stroke		

[s105] - https://pmc.ncbi.nlm.nih.gov/articles/PMC10546999/

Autor:	Elisabeth C van der Slikke, Lise F E Beumeler, Madlene Holmqvist, Adam Linder, Robert T Mankowski, Hjalmar R Bouma	**Titel:**	Understanding Post-Sepsis Syndrome: How Can Clinicians Help?
DOI:	10.2147/IDR.S390947	**Datum:**	2023 Sep 29
Webseite:	PubMed Central (PMC)	**Publisher:**	Infection and Drug Resistance

[s106] - https://www.ncbi.nlm.nih.gov/pmc/articles/PMC10329444/

Autor:	Alaa A Abd-Elsayed, Lizandra P Marcondes, Zachary B Loris, Daniel Reilly	**Titel:**	Painful Diabetic Peripheral Neuropathy – A Survey of Patient Experiences
von:	University of Wisconsin School of Medicine and Public Health, Averitas Pharma (A Grünenthal Company), SMS Research Advisors	**DOI:**	10.2147/JPR.S409876
Datum:	2023 Jul 4	**Webseite:**	PubMed Central (PMC)
Publisher:	Journal of Pain Research		

[s107] - https://pmc.ncbi.nlm.nih.gov/articles/PMC7360651/

Autor:	Theodora Ogle, Kimberly Alexander, Christine Miaskowski, Patsy Yates	**Titel:**	Systematic review of the effectiveness of self-initiated interventions to decrease pain and sensory disturbances associated with peripheral neuropathy
von:	Queensland University of Technology (QUT), University of California, San Francisco	**DOI:**	10.1007/s11764-020-00861-3
Datum:	2020 Feb 20	**Webseite:**	PubMed Central (PMC)
Publisher:	Journal of Cancer Survivorship		

[s108] - https://pmc.ncbi.nlm.nih.gov/articles/PMC10338106/

Autor:	Maryam Alkandari, Amelia Hollywood	**Titel:**	People's experiences living with peripheral neuropathy: a qualitative study
von:	University of Reading	**DOI:**	10.3389/fpain.2023.1162405
Datum:	2023 Jun 28	**Webseite:**	PMC
Publisher:	Frontiers in Pain Research		

[s109] - https://pmc.ncbi.nlm.nih.gov/articles/PMC1395797/

Autor:	Vural Kavuncu, Deniz Evcik	**Titel:**	Physiotherapy in Rheumatoid Arthritis
von:	Kocatepe University, School of Medicine, Department of Physical Medicine and Rehabilitation, Afyon-Turkey	**Datum:**	2004 May 18
Webseite:	PubMed Central (PMC)	**Publisher:**	Medscape General Medicine

[s110] - https://pubmed.ncbi.nlm.nih.gov/10640116/

Autor:	Hammond A;Lincoln N;Sutcliffe L	**Titel:**	A crossover trial evaluating an educational-behavioural joint protection programme for people with rheumatoid arthritis - PubMed
DOI:	10.1016/s0738-3991(98)00093-7	**Datum:**	1999 May
Webseite:	PubMed	**Publisher:**	Patient Educ Couns

[s111] - https://www.ninds.nih.gov/health-information/disorders/charcot-marie-tooth-disease

Titel:	Charcot-Marie-Tooth Disease	**von:**	National Institute of Neurological Disorders and Stroke (NINDS)
Webseite:	National Institute of Neurological Disorders and Stroke	**Publisher:**	National Institutes of Health (NIH)

[s112] - https://www.nlm.nih.gov/medlineplus/ency/article/000750.htm

Titel:	Sensorimotor polyneuropathy: MedlinePlus Medical Encyclopedia	**von:**	National Library of Medicine
Webseite:	MedlinePlus		

[s113] - https://pmc.ncbi.nlm.nih.gov/articles/PMC6544553/

Autor:	Daniel Bates, B Carsten Schultheis, Michael C Hanes, Suneil M Jolly, Krishnan V Chakravarthy, Timothy R Deer, Robert M Levy, Corey W Hunter	**Titel:**	A Comprehensive Algorithm for Management of Neuropathic Pain
DOI:	10.1093/pm/pnz075	**Datum:**	2019 Jun 1
Webseite:	PubMed Central (PMC)	**Publisher:**	Pain Medicine: The Official Journal of the American Academy of Pain Medicine

[s114] - https://pmc.ncbi.nlm.nih.gov/articles/PMC6486101/

Autor:	Muke Zhou, Ning Chen, Li He, Mi Yang, Cairong Zhu, Fengbo Wu	**Titel:**	Oxcarbazepine for neuropathic pain
von:	West China Hospital, Sichuan University; School of Public Health, Sichuan University	**DOI:**	10.1002/14651858.CD007963.pub3
Datum:	2017 Dec 2	**Webseite:**	PubMed Central (PMC)
Publisher:	The Cochrane Database of Systematic Reviews		

[s115] - https://pmc.ncbi.nlm.nih.gov/articles/PMC6353204/

Autor:	Sheena Derry, Rae Frances Bell, Sebastian Straube, Philip J Wiffen, Dominic Aldington, R Andrew Moore	**Titel:**	Pregabalin for neuropathic pain in adults
von:	Oxford, Oxfordshire, UK; Haukeland University Hospital, Regional Centre of Excellence in Palliative Care, Bergen, Norway; University of Alberta, Department of Medicine, Division of Preventive Medicine; Royal Hampshire County Hospital, Winchester, UK; Plymouth, UK	**DOI:**	10.1002/14651858.CD007076.pub3
Datum:	2019 Jan 23	**Webseite:**	PubMed Central (PMC)
Publisher:	The Cochrane Database of Systematic Reviews		

[s116] - https://pmc.ncbi.nlm.nih.gov/articles/PMC9970025/

Autor:	Alexis Holman, Neehar Parikh, Dan J Clauw, David A Williams, Elliot B Tapper	**Titel:**	Contemporary management of pain in cirrhosis: Toward precision therapy for pain
von:	University of Michigan	**DOI:**	10.1002/hep.32598
Datum:	2022 Jul 6	**Webseite:**	PubMed Central (PMC)

[s117] - https://pmc.ncbi.nlm.nih.gov/articles/PMC9581623/

Autor:	Namrata Hange, Sujan Poudel, Saleha Ozair, Trissa Paul, Meghna Nambakkam, Rakchhya Shrestha, Farrah Greye, Sangam Shah, Yagya Raj Adhikari, Sangharsha Thapa, Pooja Patel	**Titel:**	Managing Chronic Neuropathic Pain: Recent Advances and New Challenges
DOI:	10.1155/2022/8336561	**Datum:**	2022 Oct 12
Webseite:	PubMed Central (PMC)	**Publisher:**	Neurology Research International

[s118] - https://pmc.ncbi.nlm.nih.gov/articles/PMC7919871/

Autor:	Philip D Austin, Philip J Siddall	**Titel:**	Virtual reality for the treatment of neuropathic pain in people with spinal cord injuries: A scoping review
DOI:	10.1080/10790268.2019.1575554	**Datum:**	2019 Feb 1
Webseite:	PubMed Central (PMC)	**Publisher:**	The Journal of Spinal Cord Medicine

[s119] - https://pmc.ncbi.nlm.nih.gov/articles/PMC9944490/

Autor:	Nadja Klafke, Jasmin Bossert, Birgit Kröger, Petra Neuberger, Ute Heyder, Monika Layer, Marcela Winkler, Christel Idler, Elke Kaschdailewitsch, Rolf Heine, Heike John, Tatjana Zielke, Beeke Schmeling, Sosamma Joy, Isabel Mertens, Burcu Babadag-Savas, Sara Kohler, Cornelia Mahler, Claudia M Witt, Diana Steinmann, Petra Voiss, Regina Stolz	**Titel:**	Prevention and Treatment of Chemotherapy-Induced Peripheral Neuropathy (CIPN) with Non-Pharmacological Interventions: Clinical Recommendations from a Systematic Scoping Review and an Expert Consensus Process
von:	University Hospital Heidelberg; University Hospital Tübingen; National Center for Tumor Diseases, University Hospital Heidelberg; Community Hospital Karlsruhe; Cantonal Hospital St. Gallen; Robert-Bosch-Krankenhaus; Die Filderklinik; Academy for Nursing Professions at the Filderklinik, Die Filderklinik; Hannover Medical School; Evang. Kliniken Essen-Mitte, Faculty of Medicine, University of Duisburg-Essen; Zurich University of Applied Sciences; University Hospital Tü bingen; University Hospital Zürich and University of Zürich	**DOI:**	10.3390/medsci11010015
Datum:	2023 Jan 30	**Webseite:**	PubMed Central (PMC)
Publisher:	MDPI		

[s120] - https://www.niddk.nih.gov/health-information/diabetes/overview/preventing-problems/foot-problems

Titel:	Diabetes & Foot Problems	**von:**	National Institute of Diabetes and Digestive and Kidney Diseases (NIDDK)
Datum:	2025-01-08	**Webseite:**	NIDDK
Publisher:	NIDDK - National Institute of Diabetes and Digestive and Kidney Diseases		

[s121] - https://www.ncbi.nlm.nih.gov/books/NBK442009/

Autor:	Myron A. Bodman; Mark A. Dreyer; Matthew A. Varacallo	**Titel:**	Diabetic Peripheral Neuropathy
von:	National Center for Biotechnology Information (NCBI)	**Datum:**	2024/02/25
Webseite:	NCBI Bookshelf	**Publisher:**	StatPearls Publishing

[s122] - https://www.ninds.nih.gov/health-information/disorders/peripheral-neuropathy

Titel:	Peripheral Neuropathy	**von:**	National Institute of Neurological Disorders and Stroke (NINDS)
Webseite:	National Institute of Neurological Disorders and Stroke		

[s123] - https://www.ncbi.nlm.nih.gov/books/NBK442009/

Autor:	Myron A. Bodman, Mark A. Dreyer, Matthew A. Varacallo	**Titel:**	Diabetic Peripheral Neuropathy
von:	StatPearls Publishing	**Datum:**	2024/02/25
Webseite:	NCBI Bookshelf	**Publisher:**	StatPearls Publishing

[s124] - https://pmc.ncbi.nlm.nih.gov/articles/PMC6755905/

Autor:	Caitlin W Hicks, Elizabeth Selvin	**Titel:**	Epidemiology of Peripheral Neuropathy and Lower Extremity Disease in Diabetes
von:	Johns Hopkins University School of Medicine, Johns Hopkins Bloomberg School of Public Health	**DOI:**	10.1007/s11892-019-1212-8
Datum:	2019 Aug 27	**Webseite:**	PubMed Central (PMC)
Publisher:	Current diabetes reports		

[s125] - https://pmc.ncbi.nlm.nih.gov/articles/PMC9410148/

Autor:	Sasha Smith, Pasha Normahani, Tristan Lane, David Hohenschurz-Schmidt, Nick Oliver, Alun Huw Davies	**Titel:**	Prevention and Management Strategies for Diabetic Neuropathy
DOI:	10.3390/life12081185	**Datum:**	2022 Aug 3
Webseite:	PubMed Central (PMC)	**Publisher:**	Life

[s126] - https://pmc.ncbi.nlm.nih.gov/articles/PMC6499732/

Autor:	Lesley A Colvin	**Titel:**	Chemotherapy-induced peripheral neuropathy (CIPN): where are we now?
von:	National Library of Medicine (NLM)	**DOI:**	10.1097/j.pain.0000000000001540
Datum:	2019 May	**Webseite:**	PubMed Central (PMC)
Publisher:	Pain		

Bild-Quellen

Die nicht aufgelisteten Bilder stammen entweder aus eigener Erstellung oder wurden mit entsprechender Lizenz erworben. Für diese Bilder sind alle Rechte vorbehalten.

Für alle anderen, hier aufgelisteten Bilder gilt:
Keines der Bilder wurde verändert, lediglich die Auflösung wurde angepasst. In der eBook-Version wurden die Bilder zu nummerierten Collagen zusammengestellt. Alle Bilder unterliegen weiterhin ihrer ursprünglichen Lizenz und werden gemäß ihrer jeweiligen Lizenzbestimmungen verwendet. Sollten Sie Fehler bei der Zuordnung oder andere Unstimmigkeiten entdecken, kontaktieren Sie uns bitte.

Datum der finalen Bildprüfung: 2025-02-18.

Verwendete Lizenz

CC0 http://creativecommons.org/publicdomain/zero/1.0/deed.en

Bildnachweise

[i1] - 001_001_001_image_hautbiopsie.jpeg
https://upload.wikimedia.org/wikipedia/commons/2/2c/17-1104-F2.jpg

Date:	2017	**von:**	Ozzie10aaaa
Künstler:	Abinash Virk,Bobbi Pritt, Robin Patel, James R. Uhl, Spencer A. Bezalel, Lawrence E. Gibson, Barbara M. Stryjewska, and Margot S. Peters	**License:**	CC0

[i2] - 001_001_003_image_nervenfaser.jpeg
https://upload.wikimedia.org/wikipedia/commons/1/19/Giant_Axon_of_Squid_%2814356033761%29.jpg

Date:	2014-06-06	**von:**	Netha Hussain
Künstler:	NIH History Office	**License:**	Public domain

[i3] - 001_001_003_image_neurologische_untersuchung.jpeg
https://upload.wikimedia.org/wikipedia/commons/7/71/180712-N-MZ309-086_%2843359757921%29.jpg

Date:	2018-07-12	**von:**	Tyler ser Noche
Künstler:	Commander, U.S. Naval Forces Europe-Africa/U.S. 6th Fleet	**License:**	Public domain

[i4] - 001_002_003_image_blutuntersuchung.jpeg
https://upload.wikimedia.org/wikipedia/commons/e/e2/Blood_Types.jpg

Date:	2023-08-02	**von:**	Bondarev.gal
License:	CC0		

[i5] - 001_003_001_image_magendarmtrakt.jpeg
https://upload.wikimedia.org/wikipedia/commons/c/cf/Beta-catenin_immunohistochemistry_in_gastrointestinal_stromal_tumor_%28GIST%29.jpg

Date:	2024-03-25	**von:**	Mikael Häggström
License:	CC0		

[i6] - 001_003_002_image_muskelatrophie.jpeg
https://upload.wikimedia.org/wikipedia/commons/a/ad/Mouse_with_spinal_muscular_atrophy.jpg

Date:	unbekannt	**von:**	Anna Frodesiak
Künstler:	US National Institute of Health	**License:**	Public domain

[i7] - 002_001_003_image_magen.jpeg
https://upload.wikimedia.org/wikipedia/commons/b/b6/Stomach_pain.jpg

Date:	2010-12-07	**von:**	Robystarm07
License:	CC0		

[i8] - 002_001_003_image_vitamin_b12.jpeg
https://upload.wikimedia.org/wikipedia/commons/2/2e/Vitamin_B12_capsule.jpg

Date:	2019-07-10	**von:**	Épine
License:	CC0		

[i9] - 002_003_001_image_placebo.jpeg
https://upload.wikimedia.org/wikipedia/commons/1/1c/Cebocap.jpg

Date:	2012-11-06	**von:**	Heptor~commonswiki
Künstler:	NIH, objects donated by Elaine and Arthur Shapiro	**License:**	Public domain

[i10] - 002_003_001_image_akupunkturnadel.jpeg
https://upload.wikimedia.org/wikipedia/commons/0/0d/Acupuncture1-1.jpg

Date:	2 March 2007	**von:**	120
Künstler:	Kyle Hunter	**License:**	Public domain

[i11] - 002_003_002_image_alphaliponsaeure.jpeg
https://upload.wikimedia.org/wikipedia/commons/d/dc/Lipoic-acid-3D-vdW.png

Date:	2007-11-21	**von:**	Benjah-bmm27
Künstler:	Ben Mills	**License:**	Public domain

[i12] - 002_003_002_image_benfotiamin.jpeg
https://upload.wikimedia.org/wikipedia/commons/9/91/Benfotiamine_ball-and-stick.png

Date:	2013-07-23	**von:**	Morska Papuzka
Künstler:	MarinaVladivostok	**License:**	CC0

[i13] - 002_003_002_image_capsaicin.jpeg
https://upload.wikimedia.org/wikipedia/commons/2/28/Capsaicin-3D-vdW.png

Date:	2010-01-02	**von:**	Esquilo
License:	Public domain		

[i14] - 002_003_002_image_lidocain.jpeg
https://upload.wikimedia.org/wikipedia/commons/2/21/Lidocaine-from-xtal-3D-balls.png

Date:	2009-01-19	**von:**	Benjah-bmm27
Künstler:	Ben Mills	**License:**	Public domain

[i15] - 003_002_001_image_gluten.jpeg
https://upload.wikimedia.org/wikipedia/commons/b/b3/Gluten_Sources.png

Date:	29 July 2007	**von:**	IKAl
Künstler:	Photograph by Pdeitiker	**License:**	Public domain

[i16] - 003_002_001_image_magnesium.jpeg
https://upload.wikimedia.org/wikipedia/commons/d/dd/Magnesium.jpg

Date:	2007-05-23	**von:**	Renamed user EUgxCtTxPS
Künstler:	Maral10	**License:**	Public domain

[i17] - 003_002_001_image_omega3fettsaeuren.jpeg
https://upload.wikimedia.org/wikipedia/commons/f/fb/Sunsplash_omega3_leinsameno.jpg

Date:	2005-08-07	**von:**	VisualBeo
Künstler:	Christian H.	**License:**	Public domain

[i18] - 003_002_003_image_nervenschaedigung.jpeg
https://upload.wikimedia.org/wikipedia/commons/4/49/Nerve_fibers_%2849644599417%29.jpg

Date:	2020-03-02	**von:**	Ser Amantio di Nicolao
Künstler:	NIH Image Gallery	**License:**	Public domain

[i19] - 003_002_003_image_tellermethode.jpeg
https://upload.wikimedia.org/wikipedia/commons/c/c2/Dinner_meal_-_MyPlate_20210810-FNS-UNC-0017.jpg

Date:	2014-02-19	**von:**	Lobo
Künstler:	U.S. Department of Agriculture	**License:**	Public domain

[i20] - 003_003_001_image_mediterrane_kost.jpeg
https://upload.wikimedia.org/wikipedia/commons/8/8b/Michael_Taylor_and_colleagues_visit_the_farm_stand_owned_by_the_Spear_family_in_Waldoboro.jpg

Date:	2013-08-18	**von:**	Darlenefrivera
Künstler:	The U.S. Food and Drug Administration	**License:**	Public domain

[i21] - 003_003_002_image_mitochondrium.jpeg
https://upload.wikimedia.org/wikipedia/commons/0/0c/Mitochondria%2C_mammalian_lung_-_TEM.jpg

Date:	2008-05-16	**von:**	Vojtěch Dostál
Künstler:	Louisa Howard	**License:**	Public domain

[i22] - 003_003_003_image_pankreas.jpeg
https://upload.wikimedia.org/wikipedia/commons/1/12/Pancreas_2.png

Date:	2010-10-02	**von:**	Mikael Häggström
License:	Public domain		

[i23] - 004_001_001_image_nachtlichter.jpeg
https://upload.wikimedia.org/wikipedia/commons/1/18/City_Lights_of_the_United_States_2012.jpg

Date:	2012-12-05	**von:**	Benh
Künstler:	NASA Earth Observatory	**License:**	Public domain

[i24] - 004_001_002_image_elektromobil.jpeg
https://upload.wikimedia.org/wikipedia/commons/5/5d/Bit_Mobility_Electric_Scooter_%28Firenze%29_in_2023.03.jpg

Date:	2023-12-25	**von:**	CAPTAIN RAJU
License:	CC0		

[i25] - 004_001_002_image_rollator.jpeg
https://upload.wikimedia.org/wikipedia/commons/3/3d/Walker._frame.jpg

Date:	27 January 2006	**von:**	Xfigpower
Künstler:	High Plains Drifter	**License:**	Public domain

[i26] - 004_001_003_image_ergotherapeuten.jpeg
https://upload.wikimedia.org/wikipedia/commons/d/dd/Occupational_therapist_adjusts_a_handsplint.jpg

Date:	1984	**von:**	Ruff tuff cream puff
Künstler:	National Institutes of Health	**License:**	Public domain

[i27] - 004_002_001_image_sattelstuhl.jpeg
https://upload.wikimedia.org/wikipedia/commons/4/49/Satulatuoli.jpg

Date:	2007-12-31	**von:**	Sallisystems tiedotus~commonswiki
Künstler:	Salli Systems	**License:**	Public domain

[i28] - 004_002_002_image_fahrrad.jpeg
https://upload.wikimedia.org/wikipedia/commons/6/6c/Bicycle_chain_has_fallen_off%2C_Location-Lakhimpur%2C_Assam.jpg

Date:	2024-10-22	**von:**	BhuyanBhaskar
License:	CC0		

[i29] - 004_002_002_image_wassergymnastik.jpeg
https://upload.wikimedia.org/wikipedia/commons/8/8a/US_Navy_050816-M-4322H-001_Participants_of_the_Marine_Corps_Community_Services_water_aerobics_class_take_a_short_rest_after_treading_water_in_the_pool.jpg

Date:	Taken	**von:**	BotMultichillT
Künstler:	U.S. Marine Corps photo by Cpl. Martin R. Harris	**License:**	Public domain

[i30] - 004_003_002_image_taichi.jpeg
https://upload.wikimedia.org/wikipedia/commons/c/ca/Haikou_People%27s_Park_-_people_practicing_t%27ai_chi_ch%27uan_%28tai_chi%29_-_01.jpg

Date:	2012-04-17	**von:**	Anna Frodesiak
License:	CC0		

[i31] - 005_002_003_image_transkranielle_gleichstromstimulation.jpeg
https://upload.wikimedia.org/wikipedia/commons/6/67/Transcranial_magnetic_stimulation.jpg

Date:	2009-08-11	**von:**	Was a bee
Künstler:	Eric Wassermann, M.D.	**License:**	Public domain

[i32] - 005_003_002_image_dermatologe.jpeg
https://upload.wikimedia.org/wikipedia/commons/b/bd/Severerash.jpg

Date:	24 October 2007	**von:**	Kloisiie
Künstler:	Rashy100	**License:**	Public domain

[i33] - 005_003_002_image_hautinspektion.jpeg
https://upload.wikimedia.org/wikipedia/commons/7/77/NIH_DOC_1_face.jpg

Date:	2013	**von:**	CFCF
Künstler:	BodyParts3D/Anatomography	**License:**	Public domain

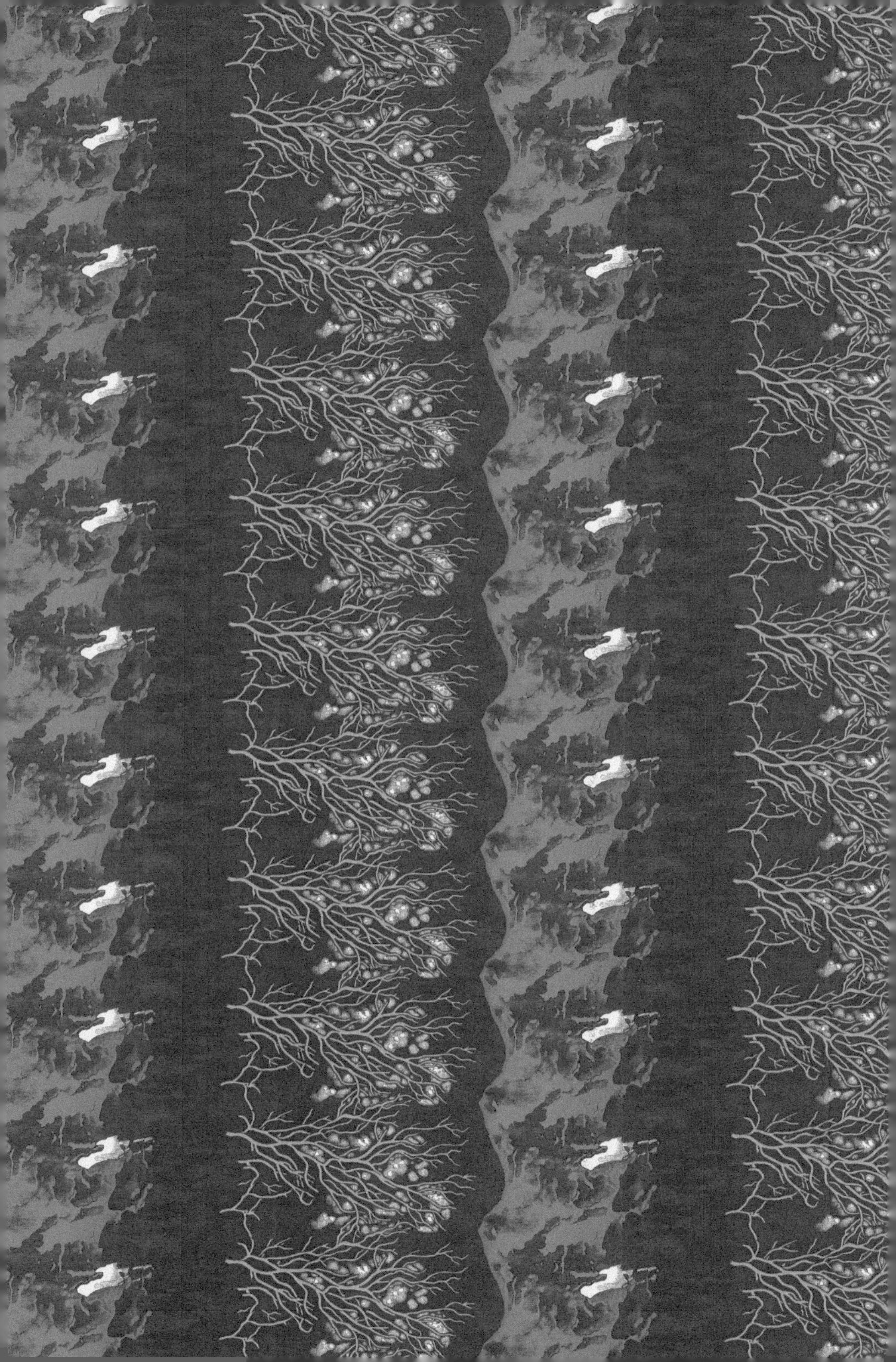

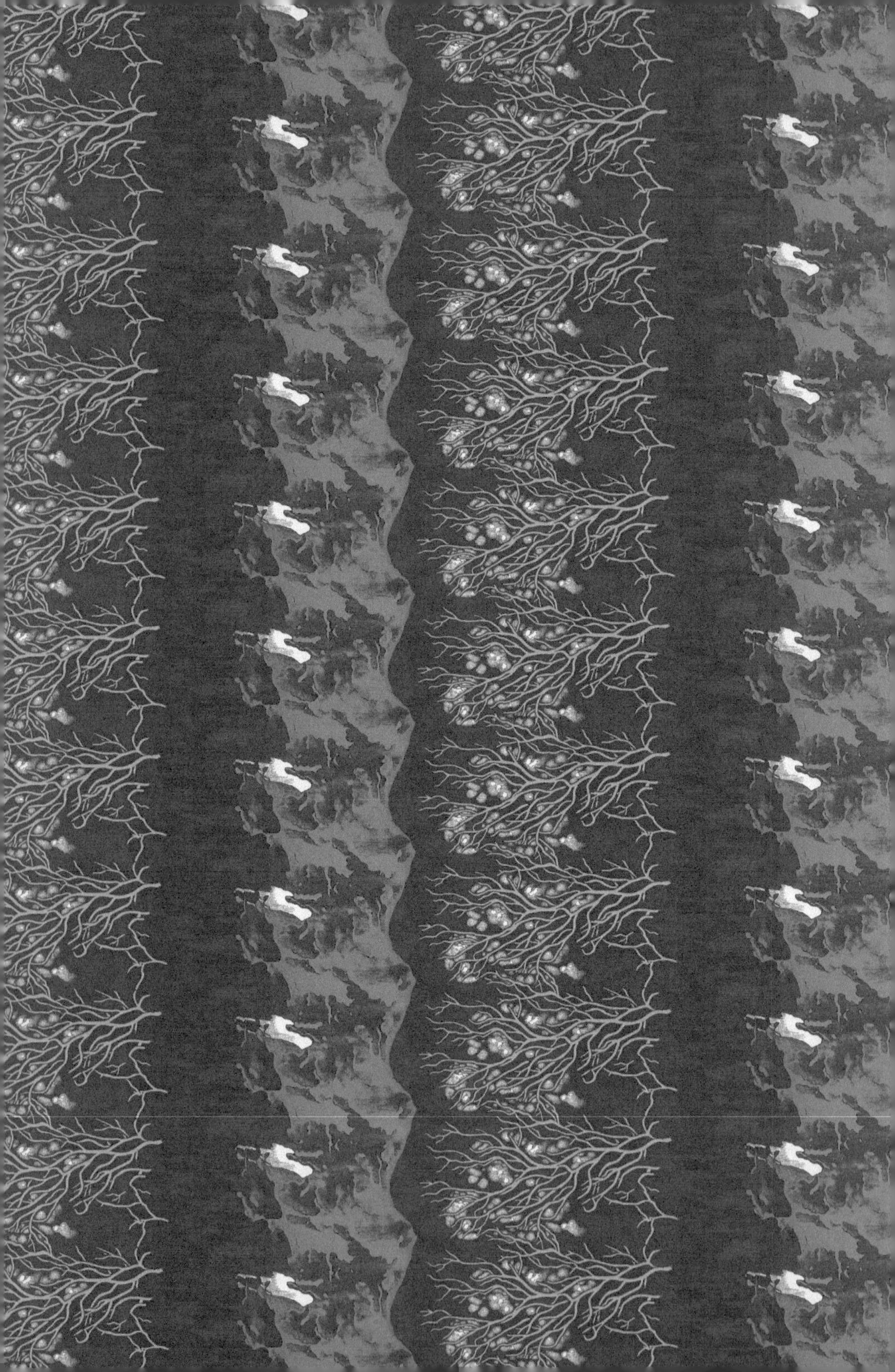

FSC
www.fsc.org
MIX
Papier | Fördert gute Waldnutzung
FSC® C083411

Kolibri 360 GmbH
Ferdinand-Jühlke-Straße 7
99095 Erfurt, Deutschland
produktsicherheit@kolibri360.de